L'ANASTOMOSE MUSCULO-TENDINEUSE

DANS

LE PIED-BOT PARALYTIQUE

PAR

Le Dʳ Adrien-Charles LE ROY DES BARRES

ANCIEN INTERNE DES HOPITAUX DE PARIS

MÉDAILLE DE BRONZE DE L'ASSISTANCE PUBLIQUE

CHIRURGIEN DE LA CROIX ROUGE FRANÇAISE (CAMPAGNE DE CHINE 1900-1901)

PROFESSEUR A L'ÉCOLE DE MÉDECINE INDIGÈNE D'HANOÏ

PARIS

ASSELIN ET HOUZEAU

LIBRAIRES DE LA FACULTÉ DE MÉDECINE

PLACE DE L'ÉCOLE-DE-MÉDECINE

1902

L'ANASTOMOSE MUSCULO-TENDINEUSE

DANS

LE PIED-BOT PARALYTIQUE

CORBEIL. — IMPRIMERIE ÉD. CRÉTÉ

L'ANASTOMOSE MUSCULO-TENDINEUSE

DANS

LE PIED-BOT PARALYTIQUE

PAR

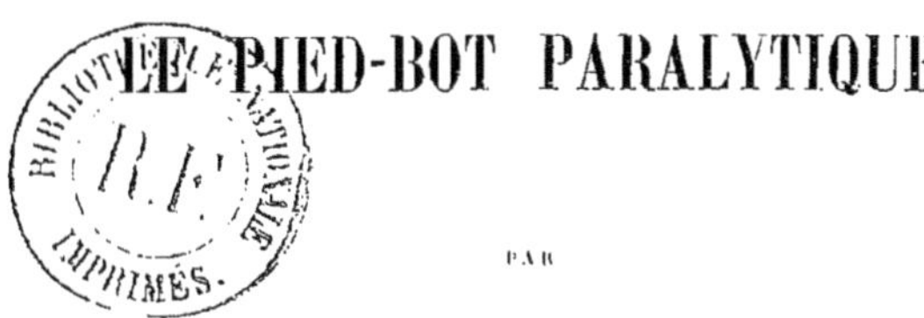

Le Dr Adrien-Charles LE ROY DES BARRES

ANCIEN INTERNE DES HOPITAUX DE PARIS

MÉDAILLE DE BRONZE DE L'ASSISTANCE PUBLIQUE

CHIRURGIEN DE LA CROIX ROUGE FRANÇAISE (CAMPAGNE DE CHINE 1900-1901)

PROFESSEUR A L'ÉCOLE DE MÉDECINE INDIGÈNE D'HANOÏ

PARIS

ASSELIN ET HOUZEAU

LIBRAIRES DE LA FACULTÉ DE MÉDECINE

PLACE DE L'ÉCOLE-DE-MÉDECINE

—

1902

AVANT-PROPOS

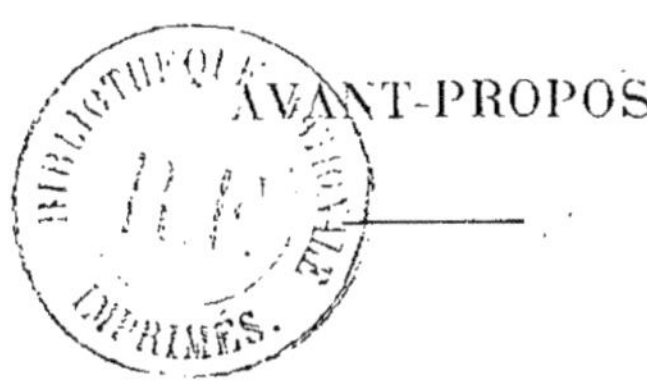

Ce travail n'est qu'une partie d'une étude plus importante
que nous avions entreprise sur les anastomoses musculo-tendineuses dans les paralysies.

Les circonstances nous ont obligé à nous limiter et à
n'exposer ici l'emploi de ce genre d'intervention que dans le
pied bot paralytique infantile.

L'idée de ce travail nous a été donnée par notre excellent
maître le docteur JALAGUIER, que nous sommes heureux de
remercier ici pour les sages conseils qu'il nous a prodigués,
et pour la bienveillance qu'il n'a jamais cessé de nous
témoigner pendant le temps trop court où nous avons été son
interne.

Les observations annexées à ce travail sont malheureusement de date un peu trop récente pour que les résultats
enregistrés puissent dès à présent être considérés comme
définitifs; mais elles n'étaient destinées à voir le jour que
dans une année au moins. Cependant les nombreuses observations des auteurs qui nous ont précédé, nous permettent
de conclure que cette méthode est bonne et qu'elle doit, dès
à présent, être considérée comme un des moyens thérapeutiques dont dispose le chirurgien en face d'un cas de paralysie
infantile.

Les procédés types que nous décrivons sont le résultat de
nombreuses recherches cadavériques; nous avons souvent
modifié les procédés antérieurement décrits par les auteurs
à la suite des difficultés opératoires que nous avions observées
ou que nous avions éprouvées nous-même. Mais, il faut bien

l'avouer, une idée constante nous a toujours préoccupé : le muscle n'est qu'un ensemble de faisceaux musculaires, chacun de ces faisceaux a des filets nerveux et des vaisseaux. Il faut à tout prix, du moins à notre avis, dans les dédoublements musculaires, conserver aux faisceaux isolés leur autonomie anatomique et physiologique.

Et c'est probablement, dans cette autonomie fasciculaire qu'il faut chercher l'explication des phénomènes d'adaptation musculaire et de séparation physiologique, entre les mouvements produits par les deux segments isolés d'un même muscle.

Que nos excellents amis SCHAEFER (qui nous a aidé dans les traductions des auteurs allemands), NAVELLIER (qui a exécuté les planches de ce travail) et LECUET (qui a eu la tâche ingrate de revoir les épreuves) reçoivent ici tous nos sincères remerciements.

Notre bon ami le docteur DUCROQUET (pour le traitement orthopédique) et notre excellent confrère le docteur ALLARD (pour l'électro-diagnostic) nous ont été d'un précieux concours dont nous les remercions vivement.

Nous serions ingrat d'oublier nos éditeurs, MM. ASSELIN et HOUZEAU, qui, non seulement ont bien voulu se charger de la partie matérielle de ce travail, mais encore, nous ont, en maintes circonstances, témoigné leur amitié.

CHAPITRE PREMIER

HISTORIQUE

Missa (1770) paraît être le premier, en France du moins, qui pratiqua l'anastomose des tendons. Dans un cas où il était impossible de rapprocher les deux portions d'un même tendon, il eut l'idée d'en attacher le bout supérieur au bord du tendon voisin. Deux muscles se trouvaient ainsi chargés de mouvoir le même doigt.

Velpeau, qui mentionne cette observation, cite un cas analogue de Champion.

Malgaigne, dans ses leçons d'orthopédie, parle également de ces anastomoses.

Le professeur Tillaux, en 1875, expose à la Société de chirurgie de Paris l'observation d'un malade chez lequel il avait pratiqué, avec succès, la suture par anastomose des tendons extenseurs de l'auriculaire et de l'annulaire, de la main droite, avec le tendon du médius. Dans cette même séance du 28 janvier, Polaillon attribue à Denonvilliers l'emploi de cette méthode et rapporte le cas d'une intervention pratiquée par lui-même en 1873, dans laquelle, il avait suturé les bouts inférieurs des tendons extenseurs sectionnés des trois doigts du milieu avec les tendons du pouce et de l'auriculaire; le résultat avait été excellent. Dans la même séance également, Léon Lefort cite un cas de blessure des tendons de la face antérieure du poignet, observé par lui en 1874, où il fut impossible de s'y reconnaître, et où finalement, il resta deux bouts tendineux périphériques pour un seul bout central, auquel ils furent suturés. Les mouvements de la main se rétablirent complètement.

Le professeur Duplay (1876) montre, à la Société de chirurgie de Paris, un malade chez lequel il pratiqua, avec succès, à la suite de la rupture sous-cutanée du tendon du long extenseur du pouce de la main droite, au niveau de la tabatière anatomique, une anastomose du tendon du bout inférieur du long extenseur du pouce, sur le tendon du premier radial.

A la même séance, le professeur Tillaux cite le cas d'un malade, chez lequel, huit jours auparavant, il avait pratiqué une

— 4 —

anastomose absolument semblable à celle du professeur DUPLAY.

L'anastomose tendineuse, dans les paralysies, à la suite de la section des tendons, était donc entrée, pour ainsi dire, dans la pratique courante des chirurgiens.

La connaissance des bons résultats obtenus dans ce cas pouvait permettre de songer à étendre le domaine des indications opératoires de l'anastomose tendineuse, et à l'employer dans des paralysies dues à des causes autres que la précédente.

C'est à NICOLADONI, que revient l'honneur d'avoir le premier émis l'idée de l'emploi de ce procédé dans la paralysie infantile, et de l'avoir mis en pratique dans ce cas particulier.

Le 17 décembre 1880, à la Société des médecins de Vienne, ce chirurgien déclare qu'il a l'intention, en cas de pied bot talus paralytique, de faire suppléer le triceps paralysé par les muscles péroniers sains qu'il implanterait dans le premier. Le 15 avril 1881 il pratiqua cette intervention. La même année au Congrès des naturalistes de Salsbourg (section de chirurgie), il présenta son malade. Le résultat était fort bon : la flexion plantaire s'exécutait avec force, grâce à la contraction des péroniers.

VON HACKER présente, le 11 juin 1886, à la Société des médecins de Vienne, un malade atteint antérieurement d'un pied bot talus paralytique, qu'il avait opéré suivant la méthode de NICOLADONI. Dans cette séance eut lieu une discussion à propos de l'anastomose musculo-tendineuse, et MAYLD cita trois cas opérés dans le service d'ALBERT qui avaient donné un résultat immédiat très satisfaisant et dans lesquels, à la longue, la difformité avait reparu peu à peu, comme cela s'était produit d'ailleurs dans le cas de NICOLADONI.

HENKE (1886) fit une intervention semblable.

LIPBURGER (de Brégenz), en 1889, opéra un pied bot varus paralyque d'origine traumatique. Il s'agissait d'un enfant de treize ans, qui à l'âge de quatre ans était tombé sur un vase de nuit qui se cassa sous lui; un fragment sectionna les tendons péroniers gauches. Les troubles de la marche n'avaient fait que s'aggraver, au point qu'il ne pouvait marcher plus d'un quart d'heure sans éprouver de fortes douleurs. LIPBURGER anastomosa une bande musculaire prélevée sur le bord externe du gastrocnémien avec les tendons péroniers.

Trois mois après l'opération, l'enfant fut présenté à la Société des médecins de Voralberg; il pouvait poser parfaitement son pied à terre, plier fortement son genou en se tenant sur son talon antérieur, sans que le pied tournât en varus. Quelques années plus tard, ce garçon faisait des excursions à pied dans les montagnes.

Rochard en 1890, à propos du traitement opératoire du pied bot talus paralytique, tout en reconnaissant certains avantages à la méthode de Nicoladoni, la critique assez sévèrement, et fait remarquer que dans le procédé employé par ce chirurgien on risque de transformer une difformité en une autre.

En 1892, la méthode des anastomoses musculo-tendineuses prit un nouvel essor avec Parrish en Amérique et Drobnik en Allemagne.

Parrish (de New-York), le 15 mai 1892, dans un cas de valgus, anastomosa le tendon du jambier antérieur paralysé au tendon de l'extenseur propre du gros orteil resté sain. Ce chirurgien n'employa pas la transplantation, mais bien l'anastomose de tendon à tendon. Quand il enleva l'appareil, la position du pied était bien meilleure qu'avant l'opération ; mais son malade eut dans la suite deux nouvelles attaques de paralysie infantile.

Drobnik (de Posen), ignorant les interventions pratiquées antérieurement par Nicoladoni et von Hacker, employa la transplantation tendineuse dans différents cas de pieds bots paralytiques.

En France, à cette époque, le nouveau traitement du pied bot paralytique n'avait pas encore été employé et Redard écrivait : « L'opération de Nicoladoni n'a pas encore donné de résultats précis, elle ne nous paraît que rarement indiquée. »

Phocas (de Lille) et Cerné (de Rouen), en mai 1893, pratiquent chacun, pour les deux premières fois en France, cette intervention.

Dans le cas de Phocas il s'agissait d'un pied bot valgus paralytique. Ce chirurgien n'employa pas le procédé de Nicoladoni, qu'il connaissait cependant, il procéda ainsi : « On découvre le tendon du jambier antérieur qu'on sectionne après avoir saisi avec un crochet le bout central. On découvre ensuite le muscle extenseur propre et son tendon. A l'endroit où le tendon s'insère sur le muscle et en plein muscle, on pratique une boutonnière au bistouri. Ensuite on divise dans sa longueur une partie périphérique du jambier antérieur et on passe les deux bouts tendineux dans la boutonnière musculaire ; on les assujettit ensuite avec quelques points de suture. » Cette manière de faire se rapproche beaucoup de celle employée par Parrish.

Cerné opéra un pied bot varus équin ; il fit le dédoublement du tendon du jambier antérieur suivant sa largeur, dans une longueur de 2 centimètres ; et la partie externe, sectionnée en bas, est reportée dans le faisceau du tendon de l'extenseur commun dédoublé lui aussi suivant son épaisseur... Le tendon de l'extenseur propre du gros orteil est suturé directement par approche à la portion restante, mais avivé du jambier antérieur, à l'aide de deux crins.

Un mois après, l'équin était corrigé, mais non complètement le varus; aussi en juillet, il pratiqua une nouvelle intervention qui consista à plier les tendons paralysés suivant leur longueur. Le résultat fut des plus encourageants, la marche était facile sans boiterie et sans appareil. CERNÉ à ce propos fait quelques réflexions; c'est ainsi qu'il se demande, s'il n'y aurait pas eu avantage à affaiblir quelque temps le jambier antérieur par une section, ce qui aurait empêché ce muscle de tirailler un peu violemment des tendons atrophiés: il recommande surtout de faire le redressement bien complet et de tirer fortement les tendons avant de pratiquer l'anastomose. Enfin, il lui semble utile de faire porter un appareil prothétique après la suture. CERNÉ essaye de donner une interprétation physiologique de la transplantation musculo-tendineuse; nous reviendrons plus tard sur son hypothèse.

WINKELMANN (de Barmen), en 1894, ayant à traiter un cas de varus équin, eut l'idée d'emprunter aux antagonistes la force nécessaire pour suppléer les muscles paralysés. C'est ainsi qu'il sutura un segment musculaire emprunté au gastrocnémien avec le tendon du long péronier latéral. Le résultat fut très bon ; malgré cela il proposa une modification du manuel opératoire qu'il avait employé, modification que nous étudierons ultérieurement.

PHELPS, au mois d'avril de la même année, présentait à l'Académie de médecine de New-York un malade atteint de pied bot talus, chez lequel il avait anastomosé le triceps paralysé avec le fléchisseur commun des orteils et le jambier postérieur restés sains. Le malade qui, avant l'opération, ne pouvait pas en marchant toucher le sol de ses orteils, reposait ensuite à terre toute la plante du pied.

La même année également, GUILLINI (de Bologne), chez un enfant de quatorze ans atteint de valgus, pensant qu'il valait mieux suppléer des muscles paralysés non par des muscles voisins dont une partie de la fonction est semblable, mais par des muscles antagonistes, anastomosa le bout central du tendon du long péronier avec le bout périphérique du jambier antérieur.

L'intervention avait été pratiquée le 30 juillet; le 30 novembre il présentait l'opéré à la séance de la Société médico-chirurgicale de Bologne; le résultat était excellent.

FRANKE publie deux observations intéressantes, à peu près à la même époque. Dans un cas il suppléa aux muscles péroniers latéraux et extenseurs des orteils paralysés. Dans sa deuxième observation, il s'agit d'un enfant qui n'avait plus qu'un seul muscle sain : le tibial antérieur ; après ténotomie du tendon d'Achille, ce chirurgien anastomosa le bout périphérique de l'extenseur des orteils avec le tendon du tibial antérieur. Ces deux interventions furent couronnées de succès.

Malgré tous ces résultats encourageants l'anastomose musculo-tendineuse n'était pas encore entrée dans la pratique, du moins en France. P. Le Gendre et Broca écrivent à cette époque les lignes suivantes : « Nous ne croyons pas que des opérations de ce genre aient grand avenir et nous pensons que pour le pied bot paralytique réductible, l'intervention de choix est l'arthrodèse... si le pied n'est pas réductible, on commence par pratiquer la section des muscles qu'à l'examen sous chloroforme on trouve rétractés.... »

Goldthwait (de Boston), à la dix-neuvième séance de la Société d'orthopédie de Chicago, en 1895, déclare avoir employé quatre fois le procédé de Nicoladoni et chaque fois avoir obtenu une notable amélioration. Il donne un certain nombre de conseils opératoires surtout au point de vue du choix des tendons à anastomoser, de la façon de les suturer ensemble. Dans cette même communication, Goldthwait présente la photographie d'une de ses opérées âgée de dix-neuf ans, dont il rapportait l'observation ; il s'agissait d'un cas de talus valgus, pour lequel il avait suturé le long tendon du péronier latéral, sectionné au tendon d'Achille, et celui du court péronier au long fléchisseur commun des orteils. Dix mois après l'intervention la malade avait pu reprendre son travail de ménagère et ne souffrait en aucune façon de son pied ; cependant elle était obligée de porter un soulier avec semelle à valgus.

Krynski (1895) publie une observation concernant le membre supérieur.

Brunswic (1895), dans sa thèse, se montre très sceptique à l'égard des greffes musculo-tendineuses : « Nous dirons quelques mots des tentatives, au moins curieuses, qui ont été inaugurées par Nicoladoni en 1882... ; mais cette méthode ne s'est guère diffusée et reste à l'état de curiosité opératoire ; d'ailleurs quand on coupe un muscle sain pour l'anastomoser avec un tendon privé de ses fibres musculaires que devient le bout périphérique du tendon du premier muscle, et même en anastomosant à moitié, comme cela a été fait (Phocas), une partie restant en rapport avec le muscle sain, l'autre mise en rapport avec le tendon paralysé, on ne donne pas un muscle de plus, mais une esquisse de mouvement.

« Mais nous n'avons d'ailleurs jamais eu l'occasion de constater de visu un de ces résultats opératoires, c'est-à-dire qu'il nous est impossible de nous y arrêter plus longuement. Nous allons maintenant nous occuper d'interventions plus sérieuses. »

Drobnik (1896) donne une statistique de 15 cas opérés par lui. Il modifie le procédé opératoire de Nicoladoni qu'il avait d'abord adopté. Il ne transplante plus un muscle entier, mais une portion musculo-tendineuse, et divise ainsi la fonction musculaire. Cet auteur donne de nombreux conseils opératoires et insiste sur l'importance du traitement post-opératoire. Lui aussi a employé la greffe musculo-tendineuse dans les paralysies du membre supérieur. Le travail de Drobnik est un des plus importants publiés sur cette question, et tous les auteurs qui lui ont succédé, lui ont beaucoup emprunté.

Milliken (de New-York) (1896) décrit un nouveau procédé qui est une anastomose par greffe partielle et réciproque des tendons. Sa première opération faite dans un cas de valgus paralytique fut pratiquée le 14 février 1894. Dans la suite, il fit 11 nouvelles interventions, sur 9 malades (une fois 3 anastomoses, sur la même malade, 3 fois deux anastomoses, et chez les 5 autres malades une seule anastomose). Sur ces 15 opérations, Milliken n'a observé qu'un seul cas de non-réunion par son procédé. Il s'agissait d'un enfant de deux ans qu'il avait opéré cinq semaines auparavant pour une paralysie du jambier antérieur ; Milliken pour suppléer le quadriceps paralysé implanta le couturier. La réunion ne se fit pas ; et il incrimine la contraction des fléchisseurs de la jambe sur la cuisse, d'où forte distension de la suture. Une nouvelle intervention au cours de laquelle les deux tiers du couturier furent implantés dans la gaine du vaste externe, donna un résultat bon, mais non parfait.

Forgue (de Montpellier), en 1896, dans deux cas de pied bot paralytique (1 cas de talus et 1 cas de varus équin) eut recours aux greffes musculo-tendineuses, et voici quel fut le résultat obtenu : « Sur nos 2 cas, nous n'avons eu qu'une amélioration bien évidente ; et encore l'enfant, ayant été perdue de vue quelques temps, nous est revenue avec une récidive partielle de la difformité. La surveillance du traitement post-opératoire est capitale. En clientèle pauvre, il faudra en venir à l'arthrodèse. »

Péchaud et Bergognié, au Congrès de chirurgie de Paris de 1897, rapportent 4 observations de pieds bots paralytiques, chez lesquels ils ont pratiqué l'anastomose du tendon du jambier antérieur avec celui de l'extenseur propre.

Ces auteurs insistent sur l'importance d'une suture tendineuse bien faite, et la pratiquent avec un surjet à la soie qui comprend d'abord les deux bords postérieurs, puis ensuite les deux bords antérieurs, des tendons juxtaposés et avivés. Ils recommandent en outre de refaire avec le tissu cellulaire voisin une sorte de gaine au niveau de l'anastomose tendineuse.

BRADFORT (de Boston), en 1897, publie un travail, dans lequel il passe en revue un certain nombre d'opérations tendineuses, et en particulier les anastomoses. Il donne le manuel opératoire de plusieurs de ces interventions ; il conseille les anastomoses ainsi pratiquées : le bout central du muscle actif est conduit vers le bout périphérique du tendon paralysé sectionné auquel il est suturé. Cependant pour le tendon de l'extenseur propre, il déclare qu'il vaut mieux ne pas le sectionner et fixer sur lui le bout périphérique du tendon paralysé, ou seulement adosser et réunir les deux tendons si le muscle n'est que parésié. Cet auteur estime que la transplantation du jambier antérieur sur les péroniers n'est pas recommandable.

Mme PHILLIPPOFF (1897) publie à l'instigation du professeur KIRMISSON une thèse riche en documents et à laquelle, sous ce rapport, nous avons fait de nombreux emprunts, mais malheureusement ce travail très consciencieux ne renferme aucune observation personnelle. « Nous n'avons jamais eu l'occasion de voir pratiquer cette opération, mais il nous semble qu'en analysant toutes les observations publiées on pourrait arriver à se faire une idée plus précise de la valeur de cette opération. » Mais cette analyse ne lui a pas donné tout ce qui lui était demandé car : « Des 25 observations détaillées que nous avons pu trouver dans la littérature française et étrangère, on ne peut tirer de conclusions précises, relatives à la valeur de la méthode opératoire préconisée par certains auteurs, attendu que la plupart des sujets de ces observations n'ont pas été suivis pendant un temps assez long.

« Nous ne pouvons donc nous prononcer d'une façon catégorique, mais nous pensons que la méthode mériterait d'être essayée sur une plus grande échelle afin d'en préciser les indications et le procédé opératoire.

O. VULPIUS (d'Heidelberg) (1896-1897) publie un certain nombre d'interventions avec greffes musculo-tendineuses.

Il emploie la greffe musculo-tendineuse descendante, mais recommande de ne pas pousser trop loin la division du corps musculaire pour ne pas troubler son innervation.

Si les deux muscles à anastomoser sont trop éloignés, il conseille après les avoir découverts, de faire cheminer le tendon actif sous le fascia recouvert de la peau, dans une sorte de tunnel par conséquent, jusqu'au niveau où l'on doit pratiquer l'anastomose.

En faisant ainsi cheminer le tendon sous le fascia, on favoriserait la formation d'une sorte de gaine synoviale.

Rochet, qui avait publié un article sur les anastomoses tendineuses dans les déviations ou difformités paralytiques, fait exposer de nouveau ses idées dans la thèse de J. Vidal (1898). Il se montre très favorable à ce genre d'intervention : «... les récidives des déviations et des déformations sont beaucoup moins fréquentes après l'opération de Nicoladoni qu'après les simples redressements et les ténotomies. Dans beaucoup de cas où les anastomoses ont réussi, la guérison est définitive et sans récidive (Vidal). »

Tscherdy, à la séance du 2 juillet 1898, de la Société des médecins de Zurich, expose l'observation d'un pied bot paralytique varus équin traité par l'anastomose tendineuse. Lünning et W. Schulthen prirent part à la discussion qui suivit cette communication.

Brunner et Schulthen publient le cas d'une jeune fille de treize ans, atteinte de paralysie infantile de la jambe droite depuis l'âge de trois ans, ayant déterminé un pied bot équin avec léger degré de varus. Chez cette malade, ils ont divisé le long péronier en deux moitiés, et l'ont transplanté sur les tendons de l'extenseur commun et du jambier antérieur. Six mois après existait une amélioration considérable : la flexion du pied à angle droit sur la jambe était devenue possible.

H. Winkler (1898) rapporte, dans sa thèse inaugurale, 54 cas de paralysies d'origine nerveuse traités par l'anastomose tendineuse.

Openshaw (1898) fait à la Société orthopédique de Londres une communication sur le traitement des paralysies par l'anastomose tendineuse. Dans cette communication, il énumère les conditions qu'il considère comme indispensables pour assurer le succès de l'intervention (asepsie, dénudation et avivement soignés du tendon). Il est d'avis que le catgut est de beaucoup supérieur aux autres substances, pour maintenir les surfaces tendineuses en contact.

F. Ève (1898) publie 4 cas de transplantations tendineuses pour paralysie infantile, tous les quatre suivis d'un bon résultat. Dans ses interventions, il a pratiqué une entaille dans le ou les muscles paralysés, et introduit dans cette entaille le tendon du muscle actif ; la fixation était assurée par trois ou quatre points de suture.

Eulenburg (1898) rapporte un cas de maladie de Little dans lequel fut pratiquée une greffe tendineuse, et esquisse une théorie physiologique de cette intervention.

M. Péraire et F. Mally, en novembre 1898, présentent à l'Académie de médecine un mémoire contenant les observations de 5 cas de pieds bots paralytiques traités avec succès, par l'anastomose musculo-tendineuse, suivant un procédé spécial.

G. ZANI MÉTAXAS, au Congrès périodique de gynécologie, d'obstétrique et de pédiatrie de 1898, publie un rapport sur le traitement du pied bot paralytique. Dans ce travail, il étudie les transplantations tendineuses et cite le cas d'une fillette atteinte de varus paralytique droit qu'il opéra en dédoublant le tendon du jambier antérieur, et en portant la partie externe dans une boutonnière faite à l'extenseur commun; deux mois après il y avait une amélioration considérable.

Cet auteur donne ainsi son opinion sur cette opération. Malgré les résultats obtenus dans certains cas dans des paralysies complexes, c'est en général dans les cas limités à un muscle ou à très peu de muscles que l'opération est indiquée. Pour pratiquer cette greffe, il faut s'adresser à des muscles homologues et voisins en évitant de supprimer l'action de muscles très importants. On doit, de préférence, faire des transplantations partielles (procédés de PARRISH, de MILLIKEN); les tendons seront réunis par des surfaces de contact étendues. Le pied doit être ensuite immobilisé pendant quatre à six semaines, dans l'hypercorrection. Le traitement post-opératoire par le massage et l'électricité est indispensable.

HERMANN GOCHT (1899) étudie la greffe musculo-tendineuse. Théoriquement, la transplantation active ou descendante est la meilleure, mais pratiquement, d'après lui, la passive ou ascendante donne d'aussi bons résultats. Il conseille de prendre de préférence, comme muscle à greffer, celui dont la fonction se rapproche le plus du muscle paralysé, ou à défaut d'avoir recours à un muscle antagoniste. Il a opéré 19 malades âgés de neuf mois à vingt-quatre ans ; sur lesquels il a pratiqué 21 transplantations. Dans 13 cas, il s'agissait de paralysie infantile ; dans 3 cas, de paralysie traumatique ; dans 2 cas, de paralysie cérébrale ; une seule fois il opéra ainsi une lésion congénitale des membres. Sur ces 21 opérations, 5 portèrent sur l'extrémité supérieure ; les autres sur l'extrémité inférieure.

Exceptionnellement, il pratique la section complète du tendon du muscle actif pour unir sa partie centrale au tendon paralysé ; il n'emploie ce procédé que lorsque le muscle actif n'a pas d'action indispensable. Le plus ordinairement il dédouble le muscle actif, et ce dédoublement a porté le plus souvent sur le triceps sain avec lequel il a suppléé : le tibial antérieur, les péroniers, le tibial postérieur, le long extenseur commun.

Cet auteur essaie, en outre, de donner une explication physiologique de la greffe musculaire par adaptation des centres nerveux, et accepte à ce sujet l'opinion d'EULENBURG.

A. CAPPELEN (1899) étudie les transplantations tendineuses dans la paralysie radiale.

CODIVILLA (1900) a pratiqué 23 transplantations ; dans 17 cas il s'agissait de paralysie infantile ; dans 2 cas de paralysie spasmodique, et dans 4 cas de déformations diverses. Dans 4 cas de pied bot varus équin, il anastomosa, à travers l'espace interosseux, le jambier postérieur avec les muscles antérieurs de la jambe ; dans 14 cas, il anastomosa le tendon d'Achille avec les péroniers latéraux.

SCHACHNER (1900) étudie la transplantation tendineuse au point de vue de la correction des déformations paralytiques.

VEGAS et AQUILAR (1900) publient un travail de quelques pages sur les transplantations tendineuses.

KNOOP, dans sa dissertation inaugurale (1900), étudie les opérations plastiques qui se pratiquent sur les tendons, et à ce propos aborde les anastomoses tendineuses dans la paralysie infantile.

O. VULPIUS communique au Congrès international de chirurgie, tenu à Paris en août 1900, une statistique de 160 cas d'anastomoses musculo-tendineuses. Il préconise la transplantation active, la méthode « descendante ». Souvent il combine la transplantation et le raccourcissement des tendons par plicature. D'après cet auteur, il faut limiter autant que possible le sacrifice complet des tendons. Tandis qu'autrefois il distinguait des muscles importants et non importants au point de vue fonctionnel, et tandis qu'il sacrifiait complètement ces derniers comme distributeurs de force pour la transplantation, il suture maintenant le bout périphérique avec les muscles voisins, par transplantation ascendante, ne supprimant ainsi aucune fonction musculaire.

Il a eu des récidives, mais, déclare-t-il, elles sont devenues beaucoup plus rares à mesure qu'il a connu l'importance et l'emploi des différents muscles ; souvent une seconde opération a corrigé la faute commise et a fait disparaître la récidive.

Le nombre des indications de la greffe musculo-tendineuse s'est accru ; c'est ainsi qu'il est permis de l'employer dans les cas suivants :

1° Pertes de substance traumatiques des muscles, tendons, nerfs périphériques, lorsque la suture directe est impossible.

2° Paralysies flasques (surtout paralysie infantile et non seulement dans la paralysie partielle, mais même dans la paralysie totale).

3° Paralysie spasmodique, paralysie cérébrale infantile, maladie de LITTLE et affections analogues.

4° Plusieurs malformations congénitales et surtout le pied bot.

Il conclut en disant : « Je crois être en droit d'indiquer la transplantation des tendons comme une heureuse découverte et de la recommander le plus chaleureusement. »

PÉRAIRE (de Paris) fait au même Congrès une communication où il donne la statistique des greffes musculo-tendineuses qu'il a pratiquées au membre inférieur. Dans les 12 cas où il est intervenu, il a toujours obtenu une disparition complète des déformations, une amélioration de la marche. Il a également opéré un cas de paralysie spasmodique où le résultat fut non seulement la correction de l'attitude, mais encore la disparition du spasme. Pour cet auteur, l'opération n'est bonne que dans les paralysies à la fois incurables et incomplètes. Pour maintenir parfaite la suture tendineuse, il faut aviver une portion du muscle paralysé, et le maintenir au contact de la portion musculaire saine également avivée.

SUDAKA, dans sa thèse (1901), fait une revue générale de la question. Dans ce travail inspiré par PÉRAIRE, il donne un exposé assez complet de tous les procédés employés antérieurement, puis décrit le procédé de PÉRAIRE et MALLY, qu'il a vu appliquer et qu'il a eu lui-même l'occasion d'employer. Les conclusions de sa thèse sont les mêmes que celles formulées par PÉRAIRE au Congrès de chirurgie.

LANGE (1899 à 1901) opère d'une manière différente de celle de ses devanciers. Il est d'avis que dans les transplantations tendineuses, il ne faut pas utiliser le muscle paralysé, car le tendon atrophié de ce dernier s'allonge sous l'influence des contractions du muscle sain anastomosé. Aussi cet auteur fait-il directement au périoste la suture du tendon actif fendu. Le nouveau point d'attache au squelette est déterminé en tenant compte du rôle à faire remplir au muscle que l'on transplante.

C'est ainsi que chez un enfant de sept ans, dont le pied bot était occasionné par la paralysie de l'extenseur commun et des deux péroniers, il sutura la moitié externe du tendon du jambier antérieur dédoublé, après l'avoir attiré en dehors sous la peau du dos du pied, au périoste du cuboïde mis à nu. Chez une fillette de douze ans atteinte de pied bot talus valgus par paralysie des muscles du mollet avec parésie du jambier antérieur, le tendon du long péronier fut amené à l'extrémité postérieure du calcanéum et suturé au périoste en dedans de l'attache du tendon d'Achille.

Mais cet auteur a aussi employé les mêmes procédés que ses devanciers avec succès; seulement dans les cas difficiles, il avait eu des récidives, ce qui l'avait engagé à essayer la suture du tendon actif au périoste. Et chez les deux malades qu'il a ainsi opérés et présentés au Congrès des naturalistes de Munich (septembre 1899), la guérison s'est parfaitement maintenue. Il a également pratiqué avec succès une transplantation périostique du biceps et du demi-tendineux pour suppléer un quadriceps crural paralysé.

Le professeur Le Dentu, le 23 janvier 1901, présente à la Société de chirurgie de Paris un cas de talus valgus paralytique traité par la résection du tendon d'Achille (procédé de Le Dentu) et par l'anastomose du tendon du jambier antérieur avec celui de l'extenseur propre du gros orteil. Malgré un peu de suppuration, le résultat ultérieur ne fut pas compromis. « Le talon a repris à peu près complètement sa position normale; le valgus a disparu. La voûte plantaire est bien dessinée et n'est plus exagérée. Chose intéressante, l'extenseur commun des orteils, auquel il n'a pas été touché, semble avoir retrouvé une certaine vigueur, depuis que le fonctionnement du pied est redevenu presque absolument normal. Les orteils ne sont plus déviés sur la face plantaire et ils se redressent facilement sous l'influence de la volonté. »

Le professeur Kirmisson, dans la même séance, donne ainsi son opinion sur la valeur de la transplantation tendineuse : « Il faut bien avouer que la lecture de la plupart des observations publiées jusqu'ici n'est pas faite pour entraîner la conviction... Le malade est opéré, la réunion immédiate est obtenue; au bout de quelques semaines, le malade, guéri, quitte l'hôpital, le résultat est très satisfaisant; mais c'est le résultat définitif qu'il nous faudrait connaître pour entraîner notre jugement; or, celui-là fait le plus souvent défaut...

« Pour juger de la valeur de la transplantation tendineuse, il faut du reste établir des distinctions entre les différents cas. Tandis que, dans l'équinisme associé au varus et au valgus, la fonction du pied est gravement compromise, dans le talus valgus au contraire, alors même que la déformation est extrême, on est surpris de voir que la fonction s'exécute d'une façon satisfaisante...

« On ne saurait formuler contre elle (la transplantation tendineuse) aucune objection sérieuse *a priori* ; elle mérite d'être expérimentée, afin que nous puissions être fixés sur sa valeur thérapeutique. »

Dans la même séance également, le professeur Berger déclare

que d'après les observations qu'il a lues, il faut faire une différence entre les formes diverses de pied bot paralytique au point
de vue des méthodes à suivre. Dans les équins paralytiques, il
semble se ranger à l'avis de Hoffa qui pratique le raccourcissement d'un muscle antérieur paralysé en l'associant à la transplantation active.

P. Bruns (de Tubingue) rapporte (février 1901) plusieurs cas
de greffe des tendons du biceps et du demi-tendineux sur le quadriceps, pour des contractures en flexion des genoux.

Mauclaire, dans son article du Traité de chirurgie clinique et
opératoire, résume l'historique et les indications des anastomoses
musculo-tendineuses (1901).

Gérulanos fait le 5 juillet 1901 à la Société médicale de Kiel
une communication sur la greffe tendineuse dans la paralysie
infantile. Ce chirurgien est d'avis de fendre longitudinalement le
tendon sain, et d'utiliser seulement une des moitiés pour la greffe.
Le muscle à transposer peut être choisi parmi les antagonistes.
Ce que l'on doit surtout avoir en vue, c'est moins le rétablissement,
par la greffe, de la fonction du muscle paralysé que la correction
de la difformité. Car une fois cette correction obtenue un grand
nombre de muscles, simplement distendus par la position vicieuse
du segment de membre, reprennent leur tonicité. Enfin d'après
ce même auteur les muscles dont les tendons ont été transplantés
se chargent très facilement d'une fonction antagoniste et cela par
un phénomène d'éducation musculaire.

Bela Gonczy von Biste (1901) publie le cas d'une paralysie
radiale traumatique, traitée d'abord sans succès par une suture
nerveuse faite un an après l'accident. Il sutura alors l'extenseur
commun au fléchisseur commun, et le fléchisseur du carpe avec
l'extenseur des doigts. Cinq mois après, il greffa le premier radial
avec les abducteurs du pouce. Six semaines après cette dernière
intervention, le malade pouvait faire toutes sortes d'exercice de
gymnastique et se livrer de nouveau à son métier de mécanicien.

A. Lüning et Schulthess (1901), dans leur Traité de chirurgie
orthopédique, signalent les bons résultats obtenus par la transplantation tendineuse et en résument la technique opératoire et
les indications. Mais ils ne croient pas beaucoup à la possibilité
de rendre antagonistes deux muscles primitivement synergiques.

Glück (1901) rapporte un cas de transplantation tendineuse,
pratiquée au membre supérieur.

Calot (de Berck), au Congrès de chirurgie de Paris (1901), se
déclare peu partisan de l'anastomose musculo-tendineuse et
insiste surtout sur le port des appareils orthopédiques.

Guyot, au Congrès de médecine infantile de Nantes (1901), expose le procédé d'anastomose tendineuse par accolement latéral dans la paralysie infantile; c'est le procédé de Piéchaud (de Bordeaux). Jamais il ne sectionne de tendon pour pratiquer ses anastomoses.

Tubby (A. H.), au Congrès annuel de la « Bristish medical Association », tenu à Cheltenham en juillet et août 1901, rapporte 11 cas de greffe tendineuse pour paralysie infantile. Parmi ces cas il y avait : 2 valgus, 2 talus, 1 équin valgus, 3 varus équin, 1 varus. Il cite de plus 4 cas de paralysie spasmodique de l'avant-bras et de la main.

White (Sinclair), dans la même séance, donne également le détail des cas qu'il a opérés.

Hoffa, au Congrès des naturalistes de Hambourg (septembre 1901), expose les recherches expérimentales qu'il a faites, et les examens microscopiques qu'il a pratiqués avec Borst afin d'élucider le processus de la cicatrisation dans les réunions tendineuses.

CHAPITRE II

DES MÉTHODES OPÉRATOIRES EMPLOYÉES PAR LES DIFFÉRENTS AUTEURS.

Nombreux sont donc les chirurgiens qui ont employé les transplantations tendineuses ; mais les procédés auxquels ils ont eu recours diffèrent plus ou moins les uns des autres.

Il est assez difficile de donner une classification de ces procédés employés, et souvent on a donné ce nom, non à des actes opératoires différents, mais à des méthodes différentes de choisir le muscle actif.

On peut cependant essayer d'établir une classification en se basant sur la façon dont les portions ont été anastomosées et fixées entre elles. C'est ainsi que ni la méthode de Winkelmann, qui consiste à emprunter la force aux muscles antagonistes ; ni le procédé de Codivilla, qui fait passer les muscles antagonistes postérieurs à travers l'espace interosseux, pour suppléer les muscles antérieurs paralysés, ne seront décrits ici comme des procédés spéciaux.

Ces restrictions faites, on peut grouper ainsi les procédés employés :

Greffe totale d'un muscle sain sur un muscle paralysé. | Procédé de Nicoladoni.
Greffe partielle d'un muscle sain dédoublé............ | Procédé de Drobnik.
Greffe partielle d'un tendon dédoublé sur le périoste.. | Procédé de Lange.
Anastomose entre (Accolement simple............... | Procédé de Parrish.
tendons........) Anastomose réciproque.......... | Procédé de Milliken.
Anastomose réciproque entre tendons avec avive-) Procédé de Péraire et
ment musculaire................................)   Mally.

Chacun de ces procédés doit être étudié séparément, ainsi que les avantages et les défauts qu'il présente, et ce n'est qu'après leur étude, qu'il sera possible de faire un choix, et de pouvoir dans un cas donné se décider pour tel ou tel procédé.

I. — Procédé de Nicoladoni ou transplantation d'un muscle entier sur un autre.

Ce procédé a été employé pour la première fois, le 15 avril 1881, par Nicoladoni, dans un cas de talus très prononcé.

Voici quel fut le manuel opératoire employé dans ce cas particulier :

« On fait le long du bord antérieur des péroniers jusqu'à la malléole externe, une incision de 12 centimètres, puis une autre incision dirigée en arrière à angle droit de la première, longue de 6 centimètres, ces deux incisions formaient un lambeau quadrangulaire dont l'angle se trouvait un peu au-dessous de la pointe de la malléole externe. Après avoir détaché ce lambeau cutané de la couche profonde, on aperçoit les deux tendons des péroniers et le tendon d'Achille jusqu'à la partie charnue complètement dégénérée du gastrocnémien. On détache à ras de l'os les deux tendons péroniers avec une partie du tissu musculaire et d'un mouvement rapide des ciseaux, on les coupe au-dessous de la malléole en ménageant autant que possible les parties molles auxquelles ils sont adhérents. Les deux tendons ne sont dénudés qu'au niveau de leur surface de section, dans le reste de leur étendue ils restent couverts de leur gaine et du tissu conjonctif lâche. En tirant légèrement sur le bout central, on essaye de l'ajuster au tendon d'Achille et l'on marque le point correspondant. Dans ce point on introduit un long couteau pointu, le tranchant dirigé en haut, et on monte du milieu du tendon d'Achille par des mouvements longs et égaux vers le voisinage du corps dégénéré du gastrocnémien, et on sort en se dirigeant vers le péroné. Par ce moyen se trouve détaché un lambeau latéral qui doit mesurer 8 centimètres de longueur, et dont la largeur, égale à la base la moitié de la largeur du tendon d'Achille, et va en diminuant petit à petit pour se terminer en pointe arrondie. Cela est fait dans le but d'implanter les bouts des tendons péroniers dans le tendon d'Achille comme on implante dans une tige préparée d'avance un jeune rameau. Avant de fixer les péroniers dans cette fente du tendon d'Achille, Nicoladoni fit à la partie supérieure de la plaie musculaire une suture à plaques au fil d'argent, fixant les muscles du mollet à la peau, suture analogue à celle que l'auteur emploie ordinairement dans les plaies tendineuses. Avant d'enfoncer l'aiguille, la peau est fortement soulevée, on transfixe les péroniers tirés en arrière et on sort l'aiguille. La plaque à fermeture (*Schlissende Platte*) ayant été posée, les bouts des péroniers ne pouvant plus se contracter volontairement, ils peuvent donc tranquillement se fusionner avec le tendon d'Achille. Ceci fait, on fixe à la partie médiane de la plaie du tendon d'Achille les tendons péroniers, et à ces tendons le lambeau latéral par de la soie phéniquée. Suture de la plaie cutanée. » (*in* Thèse Philippoff.)

En résumé, ce procédé consiste essentiellement à sectionner le muscle sain, vers sa partie inférieure, et à porter dans une encoche faite au muscle paralysé, la portion supérieure du muscle sain ainsi isolée de son bout périphérique.

Ce procédé employé pour la première fois pour assurer la suppléance du triceps par les péroniers, a été utilisée ensuite dans des cas différents. Drobnik (de Posen), dans un pied bot paralytique varus équin, sectionna l'extenseur propre du gros orteil, et sutura le bout central de ce muscle avec le bord externe de l'extenseur commun des orteils. Dans un cas de valgus paralytique, le même auteur transplanta le tendon de l'extenseur propre du gros orteil sur le muscle jambier antérieur. Ghillini, préoccupé d'une idée théorique, anastomose dans un cas de valgus, le long péronier latéral avec le jambier antérieur ; mais cette anastomose est faite par le même procédé.

Goldthwait emploie lui aussi le procédé de Nicoladoni, mais le modifie un peu, et insiste sur la façon de pratiquer la réunion des tendons. D'après cet auteur il faut pratiquer une fente dans le tendon sur lequel on veut en fixer un autre. La portion tendineuse à transplanter sera avivée sur une certaine étendue et maintenue par deux points de suture, de façon qu'en cas de glissement des tendons l'un sur l'autre, il reste toujours une assez grande surface tendineuse en contact.

Cette manière de fixer les tendons entre eux est plus simple et aussi bonne que celle employée un an auparavant par Ghillini et qui fut la suivante : il plaça sur le bout tendineux central actif deux fils de soie disposés en anse, de façon à entourer de tous les côtés le bout du tendon. Le tendon périphérique paralysé étant à son tour sectionné, il passa deux anses de soie à travers ce bout périphérique à 4 centimètres de l'endroit de la section. Puis la réunion des bouts tendineux fut faite de telle manière, que les fils une fois liés ensemble, les bouts chevauchent l'un sur l'autre sur une étendue de 2 centimètres. Chaque bout tendineux fut divisé en quatre lanières par des incisions longitudinales. Ghillini tressa alors les bouts tendineux à la manière d'une natte et les sutura entre eux à la soie.

Phocas dans un pied bot valgus employa lui aussi le procédé de Nicoladoni, et après anastomose de la partie périphérique du jambier antérieur sectionné, dans une boutonnière faite au tendon de l'extenseur propre, il anastomosa le bout central du jambier antérieur avec le tendon de l'extenseur. Il ne laissa par conséquent aucun segment musculaire isolé.

Objections. — Nicoladoni trouve à son procédé les avantages suivants :

1° Étendue plus grande des surfaces mises en contact.

2° Impossibilité de commettre une faute plastique en coupant trop long ou trop court.

Mais on peut adresser à ce procédé différentes critiques et en particulier les suivantes :

1° La difficulté qu'il y a parfois à transplanter un muscle entier.

2° En transplantant un muscle entier on fait une nouvelle paralysie totale pour en corriger une autre.

A. *Difficultés opératoires.* — Il est certain que suivant les muscles que l'on voudra transposer, les difficultés seront variables, quelquefois nulles lorsque les muscles sont juxtaposés, plus considérables quand les muscles sont éloignés. Mais les mêmes difficultés se présentent alors quel que soit le procédé que l'on veuille employer. Cette objection est plutôt une objection à la méthode générale, qu'au procédé de Nicoladoni en particulier.

B. — *On crée ainsi une nouvelle paralysie totale pour en corriger une autre.*

Cette méthode a, comme dit Rochard, quelque analogie avec celle qui consisterait à « déshabiller Pierre pour revêtir Paul ». Nicoladoni dans le cas de talus qu'il a opéré sectionna les péroniers. Rochard écrit à propos de cette intervention : « Les tendons des péroniers sectionnés n'agissent plus sur le pied ; le long péronier latéral perd dès lors ses importantes fonctions et si par cela même on corrige la tendance au pied creux que présente presque toujours le pied bot talus, on s'expose au rejettement de ce même pied en dehors et à la production d'un valgus. Une difformité est par conséquent transformée en une autre. »

Théoriquement cette critique condamne définitivement l'emploi de ce procédé ; en est-il de même de la pratique ? Nous n'avons pas trouvé dans la littérature médicale des observations prises pendant un temps suffisant pour permettre de voir se produire des déformations secondaires.

Force nous en est de rester sur le terrain théorique. Or, théoriquement, tous les muscles du pied ont une action définie et différente, et à part le muscle péronier antérieur, d'ailleurs inconstant, il n'y a pas de « muscles de réserve ».

On pourrait calculer, si la déformation secondaire produite est moins gênante que la déformation primitive corrigée, si les muscles voisins ne peuvent suppléer en partie le muscle dont l'action est détruite par l'intervention. Problème très complexe, où il faut faire intervenir la force du muscle, la force des muscles voisins et antagonistes, l'état des surfaces articulaires (changements de direction imprimés par la paralysie antérieure), etc... problème dont beaucoup d'éléments sont difficiles, et même impossibles à préciser.

Dans certains cas cependant on peut transplanter un muscle entier, mais à la condition de ne pas abandonner le segment inférieur, et d'anastomoser ce segment avec un autre muscle actif. C'est ainsi que le muscle extenseur propre du gros orteil collaborateur du jambier antérieur par son action sur le pied, n'a qu'une action relativement secondaire, ou plutôt n'a besoin que de peu de force pour agir sur la phalange. Il n'est donc pas illogique de séparer ce muscle en deux parties, une centrale qu'on anastomose avec le jambier antérieur paralysé, et une périphérique qu'on fixerait à l'extenseur commun.

Chez deux malades dont on trouvera plus loin l'observation, pour éviter cette critique, nous avions eu soin de conserver à la partie périphérique de l'extenseur propre un certain nombre de fibres musculaires, et nous avions réuni ce segment périphérique à l'extenseur commun. Mais dans la suite nous avons pensé qu'il était inutile de conserver des fibres musculaires à ce bout périphérique de l'extenseur propre et que la suture du tendon seul à celui de l'extenseur commun suffirait amplement. L'action sur le cinquième orteil n'a pas besoin de s'accomplir avec force, et par conséquent la suture tendineuse sera toujours assez résistante, en admettant, ce qui paraît exceptionnel, qu'une suture tendineuse bien faite soit susceptible de s'allonger. Aussi dans une de nos observations trouvera-t-on cette modification opératoire.

Velpeau d'ailleurs déclare qu'il est inutile de chercher à suppléer le muscle extenseur propre.

II. — Procédé de Drobnik ou transplantation partielle des muscles.

Drobnik employa d'abord le procédé de Nicoladoni auquel il substitua un nouveau procédé qu'il appelle : procédé par division de fonction. Au lieu de sectionner tout un muscle sain pour le transplanter, il pensa prendre seulement une portion du muscle sain. Ce segment de muscle sain ainsi fixé sur un muscle paralysé pourrait à la longue s'hypertrophier par le fonctionnement et créer ainsi un muscle nouveau.

Voici un fragment de l'observation où cette méthode fut employée pour la première fois ; il s'agissait d'un talus :

« Pour découvrir le champ opératoire, on fait deux incisions le long du tendon d'Achille, se recourbant un peu au-dessous des malléoles. On tire d'abord le tendon du long fléchisseur commun autant que possible hors de la plante du pied et on le divise ensuite sur une longueur de 10 à 12 centimètres, en allant de bas en haut. A partir de la malléole, le segment externe adhérent à la partie charnue du muscle est réuni au moyen de plusieurs points de suture au périoste du calcanéum, et par plusieurs points de suture à la soie au bord interne avivé du tendon d'Achille. On procède de la même façon avec le tendon du long péronier latéral. »

Dans son mémoire Drobnik rapporte des cas de varus équin, varus simple et talus opérés de cette façon ; il y donne de plus une technique assez complète de son procédé. Tout d'abord, il préconise les grandes incisions qui permettent d'examiner entièrement l'état des muscles et de libérer facilement les portions que l'on prélève pour l'anastomose. La longueur de l'incision sera en moyenne des deux tiers de la longueur de la jambe, et de cette incision partiront en cas de besoin des incisions obliques, afin de donner plus de jour. L'aponévrose sera fendue suivant la même direction, mais son défaut d'élasticité nécessitera l'emploi d'incisions transversales libératrices.

Il faut apporter un grand soin à la division des muscles. Autant que possible, cette division du corps musculaire sera faite avec des instruments mousses, sonde cannelée par exemple, en ménageant les vaisseaux et les nerfs, et en passant dans les interstices cellulaires du corps charnu, interstices qui se prolongent jusque dans le tendon. Dans sa première intervention, Drobnik divisa le muscle de bas en haut, mais il reconnut que cette façon de procéder était défectueuse, et dans ses interventions ultérieures, il fit la séparation de haut en bas. La longueur du segment à transplanter sera mesurée au moyen d'un fil de soie. L'épaisseur du segment tendineux sera en rapport avec la portion musculaire isolée, mais on peut sans crainte augmenter le bout tendineux à transplanter, aux dépens de celui qui reste, et qui, a plus de moyens de se nourrir et de se régénérer. Avant de placer une suture sur les différents segments musculaires, il faut mettre le membre en hypercorrection, et tirer fortement sur le tendon du muscle paralysé. On exercera de même une traction sur le segment à transplanter, puis on le suturera dans une étendue suffisante au bord avivé du tendon du muscle paralysé, ou même on pourra l'inclure dans une fente faite sur ce tendon. Une bonne précaution consistera à mettre le premier point de suture au niveau où le tendon pénètre dans le corps charnu.

Enfin on pratiquera dans la mesure du possible, la suture de l'aponévrose jambière.

Objections. — Les critiques faites à ce procédé sont assez nombreuses :

1° Le procédé n'est pas facilement applicable à tous les muscles de la jambe.

2° La régénération fonctionnelle et l'hypertrophie d'un segment musculaire peuvent-elles se faire ? En est-il de même pour la régénération d'un segment tendineux ?

3° Certains muscles sont souvent grêles ; si on les divise, il n'en reste plus que des segments extrêmement petits et que peuvent faire, au point de vue fonctionnel, ces segments ainsi séparés ?

4° Le segment transplanté à une distance très rapprochée se réunira plutôt au segment restant du muscle dont il provient, qu'au muscle paralysé.

5° Avec un tel procédé on risque de détruire une partie des vaisseaux et des nerfs du muscle que l'on dédouble.

A. *Le procédé n'est pas applicable à tous les muscles de la jambe.* — Il est certain que les muscles dont le corps charnu est composé de plusieurs faisceaux sont de beaucoup les plus faciles à diviser en plusieurs segments. Mais, malgré la difficulté que l'on peut rencontrer, on arrive toujours à obtenir une séparation assez nette, pour appliquer ce procédé à n'importe quel muscle. La séparation devient cependant quelquefois tout à fait artificielle, si l'on peut s'exprimer ainsi, et l'on est obligé d'abandonner la sonde cannelée pour le bistouri. L'étude préalable de l'architecture des muscles facilite singulièrement l'emploi de ce procédé, et chaque muscle doit être pour ainsi dire divisé d'une manière spéciale.

B. *La régénération fonctionnelle et l'hypertrophie d'un segment musculaire peuvent-elles se faire? En est-il de même pour la régénération d'un segment tendineux?* — Théoriquement il n'y a rien d'impossible à ce qu'un segment musculaire transplanté mais bien vivant ne conserve son pouvoir contractile. Pratiquement, dans les sutures musculaires à la suite de plaie coupant un muscle en travers par exemple, la réunion une fois obtenue, le muscle retrouve ses fonctions.

Quant à l'hypertrophie musculaire fonctionnelle elle existe, le fait n'est contesté par personne, mais existe-t-elle pour un segment musculaire transplanté ? Théoriquement le fait en lui-même est possible ; pratiquement la démonstration en serait donnée s'il était permis de faire une autopsie ou de refaire une intervention locale, plusieurs années après une greffe suivant le procédé de Drobnik. Le fait ne s'est pas encore présenté à notre connaissance.. Mais cliniquement, nous trouvons noté dans plusieurs observations que l'amélioration apportée par cette intervention ou une intervention analogue, n'a fait qu'augmenter dans les semaines et les mois qui suivent l'opération. Pour constater cette amélioration, il faut faire abstraction de la contractilité volontaire, et ne rechercher que la contractilité électrique. En effet comme nous le verrons plus loin, l'amélioration de la contractilité volontaire peut s'expliquer par une adaptation croissante des centres nerveux. Dans les premiers jours la destruction des adhérences qu'avaient contractées les muscles et les tendons peuvent expliquer l'amélioration, mais à un moment donné, il faut chercher une autre explication, et cette explication ne peut-être donnée que par l'hypertrophie musculaire. Nous avons nous-mêmes observé des faits confirmant cette manière de voir. C'est ainsi que dans le cas d'anastomose de l'extenseur propre sur le jambier antérieur paralysé, un réophore placé sur le point d'élection de l'extenseur propre n'amenait, les premiers jours après l'ablation de la gouttière plâtrée, qu'un soulèvement presque imperceptible du tendon jambier, tandis que plusieurs semaines après, ce contact produisait l'élévation du bord interne du pied.

Quant à la régénération du segment tendineux, nous verrons à propos des opérations complémentaires que les ténotomies bien faites donnent toujours une régénération du tendon. Mais dans un muscle dédoublé, si la masse charnue s'hypertrophie, en est-il de même du tendon? Nous n'avons aucune donnée précise sur ce sujet, ni pour, ni contre. Le tendon n'étant que du tissu conjonctif différencié, et l'hyperplasie conjonctive accompagnant l'hyperplasie musculaire, il est théoriquement possible que cette hyperplasie conjonctive gagne jusqu'au tendon.

C. *Certains muscles sont trop grêles pour être utilement divisés.* — C'est une des causes qui nous ont engagés à ne pas opérer les sujets trop jeunes. Mais même chez un enfant de sept à huit ans, on peut trouver des muscles trop petits pour être utilement divisés; il faut alors abandonner le procédé de Drobnik, et avoir recours par exemple, au procédé de Nicoladoni, modifié par l'anastomose du bout périphérique du muscle actif sectionné avec un muscle actif voisin.

Avec le professeur Kirmisson, nous trouvons étrange le procédé employé une fois par Drobnik, qui, sur un garçon de cinq ans divisa l'extenseur propre du gros orteil en trois portions. Il s'agissait d'un pied bot varus équin paralytique très prononcé dû à la paralysie des deux péroniers et de l'extenseur commun des orteils. Voici d'ailleurs un fragment de cette observation :

« Division de l'extenseur propre du gros orteil en trois portions, deux de ces portions sont réunies aux muscles péroniers latéraux; on emprunte une forte portion au jambier antérieur et on la suture à l'extenseur commun des orteils. A la suite de cette division de l'extenseur propre du gros orteil en trois parties, les portions isolées du muscle semblent être trop faibles et bien que, en principe, d'après Drobnik, cela n'ait pas grande importance parce que la partie charnue du muscle pourrait se développer à la suite du travail ultérieur, la ténuité des parties tendineuses dans ce cas particulier était telle qu'on ne pût compter sur leur développement ultérieur suffisant. C'est à cette cause que Drobnik pense pouvoir attribuer l'action relativement faible des péroniers restaurés. » (*in* Thèse Philippoff.)

D. *Le segment transplanté à une distance très rapprochée se réunira plutôt au segment restant du muscle dont il provient, qu'au muscle paralysé.* — Cette objection, DROBNIK lui-même l'avait prévue et avait conçu le projet d'intercaler entre les segments musculaires du papier gommé (PHILIPPOFF).

Dans ses interventions ultérieures, il eut recours à un procédé plus chirurgical, qui consista dans l'emploi d'un segment éloigné du muscle à transplanter. Mais cette dernière façon de procéder complique l'intervention; dans les cas que nous avons eu l'occasion d'opérer, l'écartement des segments du muscle divisé a toujours été assez grand pour que la réunion entre eux ne soit pas à craindre, à la condition que la division ait été poussée assez haut. De plus si l'on a soin de tordre légèrement le segment musculaire sur lui-même de façon que les deux surfaces de séparation ne soient pas en face l'une de l'autre, ou bien si l'on inclue pour ainsi dire le segment transposé dans le muscle paralysé, en suivant la technique que nous indiquerons plus loin, on aura rarement à craindre cette complication. Cependant, dans un cas où nous avions prélevé sur le bord externe du triceps sural un segment musculaire pour l'anastomoser avec les péroniers latéraux paralysés, trouvant que les deux surfaces de section du triceps étaient trop rapprochées l'une de l'autre, nous avons fixé la lèvre externe du triceps restant à la face profonde de la peau, de façon à maintenir l'écartement entre les deux surfaces. De cette façon, si la cicatrice réunissait les deux parties du muscle, cette cicatrice comprendrait une grande portion du tissu cellulaire, et il serait possible de l'assouplir dans la suite par un massage bien conduit.

E. *On risque de détruire une partie des vaisseaux et des nerfs du muscle dont on pratique le dédoublement.* — C'est pour éviter ces accidents qu'il est recommandé de faire le dédoublement avec des instruments mousses et de n'avoir recours qu'exceptionnellement au bistouri, pour séparer les segments musculaires. La connaissance exacte de la distribution des vaisseaux et des nerfs dans le muscle sur lequel on opère, aide singulièrement le chirurgien; la structure intime du muscle lui est également très utile. En effet, d'une manière générale, un muscle qui présente plusieurs faisceaux faciles à isoler a des vaisseaux et un ou plusieurs filets nerveux pour chacun de ces faisceaux; si l'on prend soin de pratiquer le dédoublement au niveau de l'union d'un des faisceaux avec son voisin, on réduit les lésions vasculaires et nerveuses au minimum, et on conserve au segment musculaire ainsi isolé une véritable autonomie anatomique et physiologique, ce qui doit faciliter singulièrement l'adaptation de ce segment à ses nouvelles fonctions.

III. — Transplantation tendineuse périostée ou procédé de Lange
(avec dédoublement du tendon actif).

Nous avons vu que LANGE, ayant obtenu quelques mauvais résultats par les procédés ordinaires dans des cas difficiles, avait eu l'idée d'insérer directement le tendon actif sur le périoste, sans le suturer avec le tendon qu'il s'agissait de suppléer.

DROBNIK avait déjà, dans un cas de talus, suturé le tendon actif au périoste, mais aussi avec le tendon paralysé. Nous avons résumé plus haut cette intervention en décrivant le procédé de DROBNIK. Le résultat opératoire à la sortie du pied de l'appareil fut regardé comme parfait. Un mois plus tard la malade commençait à mettre le pied à terre, d'une façon très assurée, parvenait à relever volontairement le calcanéum et à bien détacher le pied du sol en marchant. DROBNIK, d'après les renseignements ultérieurs obtenus, déclare dans son mémoire qu'il y a toujours eu amélioration; LANGE, dans son étude postérieure comme date à celle de DROBNIK, dit, au contraire, que c'est le résultat défavorable de son devancier qui a empêché l'essai de cette méthode.

Nous ne reviendrons pas sur les opérations pratiquées par LANGE et que nous avons déjà mentionnées à propos de l'historique, nous nous occuperons seulement ici du procédé qu'il a employé.

Le procédé de cet auteur est essentiellement une greffe du tendon actif sur le périoste, sans qu'aucun point de suture unisse ce tendon au tendon paralysé. Le tendon actif est mis à nu sur une longueur suffisante, puis dédoublé jusqu'au commencement de la substance musculaire. Un de ces segments obtenus est désinseré de l'os et mobilisé; le tendon comprend ainsi deux segments, l'un qui conserve la direction et l'insertion du muscle primitif, l'autre qui n'adhère plus au muscle que dans sa partie centrale. On saisit alors le bout périphérique de ce segment et on le fait glisser sous la peau du dos du pied (pour les muscles antérieurs), de sorte que la partie terminale périphérique du tendon, soit conduite jusqu'à sa future insertion osseuse. A ce niveau on fend toutes les parties molles jusqu'à l'os et l'on suture le tendon au périoste. Cette nouvelle insertion est faite dans un endroit déterminé par le chirurgien, là où normalement, il n'y a pas d'insertion musculaire; c'est donc bien une insertion nouvelle.

Pour les muscles de la région postérieure (la suppléance du triceps a été seule faite ainsi), une même incision permet le dédoublement du muscle actif et la fixation du segment mobilisé au périoste.

Critique. — Ce procédé a pour lui, comme l'a signalé son

auteur, de laisser une grande liberté dans le choix des attaches squelettiques du segment actif. En ayant ainsi la possibilité de placer le bout périphérique du muscle en un point quelconque du périoste, on peut répondre avec beaucoup plus de précision à l'indication thérapeutique que comporte telle ou telle déformation ou paralysie ; tandis que la suture du segment actif au tendon paralysé oblige à se limiter aux attaches musculaires préexistantes. Il est donc possible de calculer la correction nécessaire pour que le nouveau muscle et le muscle paralysé agissent exactement dans la même direction. Mais ce n'est pas tout, avec un seul muscle, on peut en suppléer deux, en mettant le nouveau tendon en position intermédiaire.

Au premier abord ce procédé est très séduisant ; avec des incisions fort courtes, il est possible de faire pour ainsi dire une correction mathématique de la paralysie ; mais il n'en est pas moins possible de critiques.

Tout d'abord, cette correction mathématique n'est pas toujours facile à calculer ; de plus cette transposition ne peut suppléer que l'action du muscle sur le pied, mais non celle qu'il peut avoir sur les orteils (extenseurs par exemple). On peut répondre qu'avec une connaissance approfondie de la physiologie des muscles du pied, après un examen sérieux de l'état de la contractilité musculaire de la jambe malade, il est toujours possible de trouver un à peu près qui pratiquement sera très satisfaisant. Quant à l'action sur les orteils, elle est secondaire dans le traitement du pied bot paralytique ; et si, reprenant l'exemple des extenseurs, les orteils étaient en griffe par contraction des fléchisseurs, on pourrait toujours, par exemple, raccourcir les tendons extenseurs.

Vulpius, qui ne semble pas d'ailleurs avoir employé ce procédé, en parle en ces termes : « Il me semble que la transplantation soi-disant « périostique » dans laquelle le tendon sain n'est pas attaché au tendon paralytique, mais prend un point d'insertion sur le squelette, n'est pas une modification heureuse.

« Les insertions naturelles sont en effet les seules utiles pour produire la fonction normale. »

Lange, en effet, a inventé son procédé, pour éviter l'allongement du tendon paralytique à la suite de cette anastomose. Or cet allongement existe, mais semble très rare ; c'est du moins l'avis de la majorité des auteurs qui ont pratiqué de nombreuses anastomoses, et de Vulpius en particulier : « La crainte que le tendon paralytique ne soit pas suffisamment solide pour reprendre sa vraie fonction m'a presque toujours été prouvée comme dénuée de fondement. »

Mais on pourrait aussi se demander, si, avec l'implantation périostique du tendon actif, on n'a pas à craindre que la cicatrice ne se relâche, ou que la suture finisse même par céder à un moment donné. A l'état normal, il existe au niveau de l'implantation du tendon sur l'os, une intrication des éléments, qui se traduit après ablation du tendon, par une dépression sur l'os jeune, et chez les sujets âgés par l'ossification plus ou moins complète de cette portion du tendon. Dans la suture du tendon au périoste, il est à craindre que cette intrication ne se produise pas, et que par là même, l'union étant moins intime, la résistance à l'arrachement soit moindre. Les chirurgiens ont obtenu, il est vrai, des succès dans la suture ostéopériostique des tendons après arrachement (tendon rotulien en particulier), mais là, on est en droit de se demander, si la cicatrice ne s'est pas produite entre le bout central du tendon et le bout périphérique, si minime soit-il, resté adhérent à l'os. Il y aurait lieu à ce sujet, de faire un certain nombre d'expériences, pour savoir, ce que devient, au point de vue histologique, un tendon ainsi suturé au périoste.

Hoffa, qui a fait un certain nombre de recherches histologiques sur la cicatrisation des tendons n'a pas abordé cette question. Malgré cela il recommande assez vivement cette méthode, mais sans détails, et semble simplement la mettre au niveau des raccourcissements, des allongements tendineux, en un mot de la considérer comme une opération complémentaire donnant de bons résultats. L'exemple qu'il donne est en effet une greffe d'un tendon appartenant à un muscle paralysé : « C'est ainsi par exemple que dans le pied plat paralytique, on fait passer le tendon de l'un des péroniers sous le tendon d'Achille et on le suture à la partie interne du calcanéum ; on obtient ainsi une position vraiment normale du pied. »

IV. — Procédé de Parrish ou anastomose de tendon à tendon.

Parrish (de New-York), dans un cas de valgus paralytique droit chez une petite fille de trois ans et dix mois, pratiqua l'intervention suivante :

« Il fit, sous le chloroforme, dans l'espace interosseux, entre les tendons du jambier antérieur et le long extenseur propre du gros orteil, une incision s'étendant du ligament jusqu'à 10 centimètres environ. On découvre les deux tendons, on dissèque et l'on coupe les gaines tendineuses. Après avoir renversé le pied en dehors et l'avoir mis en extension de façon que le tendon du jambier antérieur soit raccourci et le tendon de l'extenseur propre du gros orteil soit allongé, on fait

au bistouri l'avivement des surfaces tendineuses opposées et on les
suture au catgut dans une étendue de 2^{cm},5. On ferme la plaie... »
(Philippoff.)

Parrish ne fit cette intervention qu'après des expériences cadavériques, auxquelles il avait été conduit par l'observation de nombreux cas de pieds bots où, avec le jambier extérieur paralysé, on
trouvait l'extenseur propre hypertrophié et contracturé.

Ce chirurgien se demanda alors si, en suturant le tendon du
jambier antérieur à celui de l'extenseur propre, ce dernier muscle
ne pourrait pas suppléer à l'action de son voisin, tout en conservant la sienne. Parrish fit l'expérience suivante : les muscles
jambier antérieur et extenseur propre du gros orteil étant mis à
nu, le pied renversé en dehors et en extension, il sutura au-dessus
du ligament annulaire le tendon raccourci du jambier antérieur
au tendon allongé de l'extenseur propre. Cette suture faite, le pied
étant alors renversé au maximum en dehors, il tira sur l'extenseur
propre du gros orteil, il y eut alors torsion du pied en dedans,
augmentation de la concavité de la voûte plantaire et flexion du
gros orteil. Le résultat était le même si, au lieu de réunir les tendons au-dessus du ligament annulaire, il les suturait l'un à l'autre
au-dessous de ce ligament. Donc expérimentalement l'extenseur
propre du gros orteil après avoir exécuté le mouvement dévolu au
jambier antérieur, reprenait sa propre fonction ; il était alors
permis d'essayer, dans un cas de pied bot valgus paralytique, de
pratiquer une intervention semblable, c'est ce que fit Parrish dans
l'observation que nous avons rapportée plus haut.

D'après cet auteur, on peut également employer son procédé
dans les autres variétés de pieds bots paralytiques ; il pense cependant que c'est dans le cas de pied bot paralytique valgus que le
résultat obtenu sera le meilleur. On pourrait même, dit-il, modifier
son procédé de la façon suivante : section du tendon de l'extenseur propre du gros orteil et suture de ce tendon (bout périphérique), à celui de l'extenseur commun des orteils ; puis section du
tendon du jambier antérieur et réunion du bout central de
l'extenseur propre du gros orteil au bout périphérique du jambier
antérieur. En définitive, l'extenseur propre aurait l'insertion et
par suite l'action du jambier antérieur; quant à l'extension du
pouce elle serait pratiquée par l'extenseur commun des orteils.

Préchaud et Bergogné ont employé un procédé analogue à la
première méthode de Parrish, c'est-à-dire l'union latérale des
tendons, sans section d'aucun muscle.

Critique. — On peut faire une objection à ce procédé, c'est que
l'incision ne portant qu'au niveau des tendons il faudrait savoir

exactement l'état de la contractibilité des muscles que l'on veut anastomoser. Or, la connaissance exacte de cette contractilité est difficile, voire même impossible ; et malgré l'avis de Vulpius, l'atrophie du tendon n'est ni assez constante, ni jamais assez appréciable pour permettre de trancher cette question.

V. — Procédé de Milliken ou anastomose des tendons par greffe partielle ou réciproque.

Samuel Milliken (de New-York), en décembre 1893, pour un cas de pied bot valgus, pratiqua l'intervention suivante :

« On fait, sous la narcose d'éther, une incision longue de 4 centimètres commençant au ligament annulaire et passant par-dessus les tendons de l'extenseur propre du gros orteil et le jambier antérieur. On ouvre soigneusement les gaines tendineuses sur une étendue de près de 2^{cm},5, ensuite ; on taille, au moyen d'un petit couteau d'Adams, à l'aponévrose un petit lambeau dans chacun des deux tendons, de telle manière que le lambeau du jambier antérieur reste adhérent au bout périphérique du muscle tandis que le lambeau pris sur le tendon de l'extenseur propre du gros orteil reste en communication avec le bout central de ce muscle. Avant d'inciser le tendon de l'extenseur propre du gros orteil, on l'attire en dehors au moyen d'un crochet mousse pour prendre un lambeau le plus haut possible. Ceci est fait pour les raisons suivantes: 1° pour mettre en relâchement l'extenseur propre du gros orteil et faire ainsi disparaître l'orteil en marteau (déformation qui existait antérieurement et qui était due à l'hypercontraction de ce muscle) ; 2° pour assurer l'action de l'extenseur propre du gros orteil sur sa nouvelle insertion, si la réunion devait se faire. Les surfaces de section des lambeaux sont ajustées et réunies au moyen de trois points de suture au tendon fin de Kangaroo. Le lambeau externe de la gaine de l'extenseur propre du gros orteil est ensuite réuni au lambeau interne de la gaine du jambier antérieur par une suture continue, pour empêcher les adhérences aux tissus adjacents des tendons qu'on vient de réunir, de façon à obtenir une nouvelle gaine tendineuse, qui ne pourra nullement empêcher l'action d'un muscle qui doit travailler pour son propre compte et pour celui d'un muscle paralysé. On ferme la plaie... » (Philippoff.)

Tel est le procédé d'anastomose par greffe partielle et réciproque employé par Milliken dans le cas précédent, et qu'il a utilisé aussi dans diverses autres variétés de pieds bots paralytiques.

Critique. — Ce procédé a l'avantage de permettre en partie la reconstitution des gaines tendineuses, et même de créer une nouvelle gaine pour le tendon ainsi formé par l'anastomose. La conservation des gaines tendineuses aurait pour Milliken une grande importance au point de vue des adhérences.

Par ce procédé, comme par celui de PARRISH, on ne sacrifie aucun muscle, et s'il reste encore quelques fibres saines dans le muscle paralysé, elles peuvent, si elles reprennent de la force et augmentent en nombre, agir encore sur le tendon.

Mais de même que dans le procédé précédent on ne peut juger de l'état des muscles que l'on anastomose.

VI. — Procédé de Péraire et Mally.

C'est une greffe à la fois musculaire et tendineuse. Voici quelle fut l'intervention d'après l'observation de ces auteurs dans un cas de varus équin :

« On pratique une incision sur la face antérieure de la jambe à un centimètre en dedans de la crète du tibia et parallèlement à la direction de cet os. Cette incision part du cou de pied et remonte à 8 centimètres environ en suivant la direction du jambier antérieur... L'aponévrose jambière est incisée, la gaine du jambier antérieur est ouverte sur la sonde cannelée. L'extrémité supérieure de l'incision nous conduit sur le corps charnu du muscle... immédiatement en dedans l'extenseur propre du gros orteil se présente. Il est dénudé de la même façon par ouverture de sa gaine... Le jambier antérieur est dédoublé sur une étendue de 3 centimètres. Il en est de même de l'extenseur propre du gros orteil. Les deux lambeaux tendineux ainsi disséqués sont accolés au moyen de deux fils de soie. Le jambier antérieur et l'extenseur propre sont ensuite avivés un peu au-dessus de ces deux premières sutures, et un fil de soie accole et maintient réunis les deux corps charnus du muscle ; suture de la peau au crin de Florence, drainage, etc... »

Quelle que soit la variété de pied bot paralytique que l'on opère, le procédé est le même. Après mise à nu du muscle et du tendon à l'endroit où ils se continuent l'un avec l'autre, on dédouble de haut en bas au bistouri le tendon du muscle paralysé, et de bas en haut le tendon du muscle sain. On anastomose l'un à l'autre avec des fils de soie fins, mais résistants, les deux segments tendineux ainsi obtenus par division. Puis on suture par un ou deux fils de soie les deux surfaces musculaires en présence, du muscle sain et du muscle paralysé, après avivement préalable.

PÉRAIRE, dans la suite, a modifié son procédé afin de consolider davantage la cicatrice tendineuse; il procède de la façon suivante : après la taille des lambeaux, il réunit les surfaces avivées ainsi produites avec quatre fils de soie, et suture par-dessus les deux lambeaux tendineux. D'ailleurs cette modification opératoire n'a été employée par lui qu'une seule fois et trop récemment pour que l'on puisse en apprécier le résultat.

Critique. — Le procédé de Péraire et Mally a pour lui d'être simple et de s'appliquer à tous les muscles sans variante. L'avivement des surfaces musculaires et la suture soignée des segments tendineux assurent une large surface d'adhérences et de réunion, par suite la cicatrice a beaucoup moins de chance de s'allonger.

Quant aux objections que l'on peut formuler contre ce procédé, elles sont les mêmes que pour le procédé de Drobnik.

CHAPITRE III

CRITIQUES ADRESSÉES A LA MÉTHODE DES ANASTOMOSES MUSCULAIRES EN GÉNÉRAL

· On a fait à chacun des procédés précédemment décrits un certain nombre d'objections qui ont été examinées en détail à propos de chacun d'eux ; mais on a également adressé des critiques à la méthode générale des anastomoses musculo-tendineuses, dans le cas de paralysie infantile.

Ces critiques sont les suivantes :

I. — Après section les tendons paralysés ne se cicatrisent pas.

II. — Après la suture d'un muscle actif sur un tendon paralysé, ce dernier subit un allongement.

III. — Les adhérences qui se forment empêchent le fonctionnement de l'anastomose.

IV. — Ce genre d'intervention comprend beaucoup de difficultés opératoires.

V. — L'anastomose musculo-tendineuse ne suffit pas à elle seule à corriger l'attitude vicieuse du pied bot paralytique.

VI. — En pratiquant cette intervention on crée une nouvelle paralysie.

I. — Non-réunion des tendons.

Beaucoup d'auteurs, et en particulier Hoffa, déclarent que la ténotomie ne peut pas être pratiquée sur tous les tendons, car ils ne se réunissent pas. Philippoff reprend cette idée et écrit : « La réunion ne se faisant pas, il serait d'autant plus difficile d'obtenir la réunion entre les tendons de muscles différents. » Or, comme nous le verrons plus loin, en étudiant les opérations complémentaires, cette non-réunion n'est peut-être bien due qu'à une faute technique, et nous citerons à ce propos la pratique du Dr Jalaguier, qui déclare avoir toujours constaté la régénération du tendon dans les cas qu'il a opérés.

Mais de plus, les recherches anatomo-pathologiques récentes d'Hoffa (1901) montrent que la cicatrisation des tendons anastomosés a parfaitement lieu.

II. — Allongement du tendon paralysé.

L'allongement du tendon du muscle paralysé à la suite de la greffe, serait pour LANGE, la principale cause des échecs de cette méthode dans les cas difficiles, c'est pour cette raison que cet auteur a imaginé son procédé de transplantation périostée.

Cet allongement peut exister, mais très rarement d'ailleurs; et porte-t-il toujours comme on l'a dit sur le tendon du muscle paralysé? Ne peut-il pas se produire plus haut, au niveau du vestige du corps musculaire, quand la partie inférieure du muscle paralysée a été seule mobilisée et portée sur le muscle actif, par une anastomose ascendante par exemple? Nous avons observé un cas de ce genre : il s'agissait, entre autres paralysies, d'une paralysie des péroniers latéraux. Ces deux muscles sectionnés à l'union du tiers inférieur et du tiers moyen de la jambe furent inclus dans une boutonnière pratiquée sur le bord externe du triceps et suturés dans cette position. La position du pied était corrigée. Quelques mois après une nouvelle intervention était nécessaire, et consistait dans une anastomose descendante du triceps sur les péroniers, et la bonne position s'est maintenue depuis.

CERNÉ a été obligé de réopérer son malade, mais il admet que les tendons allongés et trop extensibles n'ont pas été suffisamment tirés en haut avant la suture et se sont relâchés depuis. Et dans sa seconde intervention, il constate de visu « la parfaite suture des tendons ».

Il est donc vraisemblable que, dans beaucoup de cas d'insuccès, il y a eu des fautes de technique; soit que l'on ait pratiqué une anastomose au niveau de la portion musculaire paralysée, soit que, le pied n'étant pas maintenu en bonne position, les segments tendineux n'aient pas été suturés convenablement, etc... Tous ces points de technique, dont l'inobservation peut avoir de gros inconvénients, seront abordés plus loin.

III. — Adhérences.

Certains auteurs craignent que les adhérences n'empêchent le fonctionnement du muscle anastomosé, et détruisent ainsi tout le bénéfice de cette intervention. Or ces adhérences ne sont pas à craindre et PARRISH lui-même, qui les redoutait beaucoup, s'est dans la suite convaincu que ses craintes étaient chimériques dans la grande majorité des cas, et qu'elles cédaient facilement à un traitement approprié : électricité, massage, etc. Et même cet auteur va plus loin, il pense que si les adhérences, dans quelques cas défavorables, étaient impossibles à détruire, on aurait toujours la satisfaction de constater que la position du pied serait devenue meilleure qu'avant l'opération.

IV. — Difficultés opératoires.

Les difficultés opératoires effrayent quelques chirurgiens. Il est certain que ce genre d'interventions exige de la part de l'opérateur un certain nombre de connaissances anatomiques, et nous ajouterons même physiologiques, précises. De plus comme on l'a fort bien dit, c'est une opération autoplastique (PHILIPPOFF) et comme toute autoplastie elle demande à être exécutée minutieusement. Mais le chirurgien doit encore choisir avec discernement le muscle à anastomoser, savoir donner au pied l'hypercorrection nécessaire, pratiquer soigneusement ses sutures tendineuses, etc. Il est donc bien vrai que c'est une intervention délicate, mais est-ce une raison pour la rejeter? Il ne viendra à l'idée de personne de ne pas opérer un bec-de-lièvre, on considère cette opération comme facile, et cependant combien sont rares les chirurgiens qui obtiennent un résultat vraiment esthétique, même dans les cas très faciles en apparence.

V. — Nécessité d'interventions complémentaires.

Une autre objection qui a été faite, c'est que la greffe musculo-tendineuse a été fréquemment associée à des opérations complémentaires, d'où la difficulté de savoir quelle part revient à l'opération principale dans la guérison. L'anastomose musculo-tendineuse n'a qu'un but : suppléer par un muscle actif, un muscle paralysé. Or le pied bot paralytique, présente non seulement des paralysies musculaires, mais encore souvent des rétractions tendineuses et aponévrotiques, des déformations osseuses. Contre de telles lésions on ne peut pas avoir la prétention d'agir par la simple anastomose musculo-tendineuse, il faut sectionner ou allonger les tendons rétractés, abraser les saillies osseuses, c'est-à-dire pratiquer des opérations complémentaires. Et si l'on veut juger vraiment de l'efficacité de ce mode d'intervention, c'est aux cas simples, dans lesquels il y a seulement paralysie musculaire limitée, qu'il faut s'adresser; et dans presque tous ces cas, pour ne pas dire dans tous, les résultats sont excellents.

VI. — Création d'une nouvelle paralysie.

Enfin il est une dernière objection a été faite par ROCHARD : en pratiquant une anastomose musculo-tendineuse, on crée une nouvelle paralysie musculaire pour suppléer à une autre. Cette objection a été plus haut envisagée sous toutes ses formes, il est inutile d'y revenir ici.

En résumé, les objections formulées ne condamnent pas cette méthode de traitement du pied bot paralytique, elles peuvent faire renoncer à l'emploi de tel ou tel procédé mais c'est tout. Aussi, faut-il apporter un grand soin dans l'exécution et le choix du procédé. C'est en se basant sur les données physiologiques et anatomiques que l'on aura, à notre avis, le plus de chance d'avoir des bons résultats; c'est dans cette idée que nous avons essayé d'établir la technique opératoire d'un certain nombre de ces anastomoses.

CHAPITRE IV

PHYSIOLOGIE DES MUSCLES MOTEURS DU PIED

« Celui qui veut obtenir artificiellement les mouvements abolis par le fait de la paralysie ou de l'atrophie d'un muscle doit connaître exactement l'action propre de ce dernier et le mécanisme des mouvements qu'il produit...

« J'aurais dû ajouter qu'il est également nécessaire de bien connaître les contractions synergiques, en vertu desquelles s'accomplissent les mouvements fonctionnels ; car, je n'ai pas besoin de le démontrer, la contraction isolée d'un muscle n'est pas dans la nature, cette action isolée ne produisant que des mouvements pathologiques ou des difformités. La connaissance de ces contractions synergiques est utile, lorsqu'on veut équilibrer les forces artificielles que l'on emploie dans la prothèse musculaire. » Ces lignes écrites par Duchenne (de Boulogne), à propos de la prothèse musculaire par les appareils orthopédiques, sont vraies également pour la transplantation tendineuse ; et là, le problème est encore plus complexe, car on change de place une force musculaire.

Le mouvement produit par un muscle donné dépend de ses insertions et de l'orientation des surfaces articulaires qu'il fait jouer, ce dernier point a été bien mis en relief par les recherches fondamentales de Sommering, Duchenne, Bouvier et les recherches plus récentes de Henke, Farabeuf, ce qui revient à dire que pour le cas particulier des muscles moteurs du pied, on devrait étudier non seulement les insertions de ces muscles, mais encore les articulations qui les commandent, c'est-à-dire l'articulation tibio-tarsienne et les articulations du tarse.

Mais cette étude serait beaucoup trop longue, aussi ne l'aborderons-nous pas ici. Cependant, avant toute chose, il faut se souvenir que l'articulation tibio-tarsienne est le siège de la flexion et de l'extension du pied (le reste du pied étant fixé à l'astragale), et que la torsion en dedans ou en dehors (supination et pronation) se produit dans les articulations du tarse, et que ce sont les articulations de l'astragale « l'os à tout faire » (Chaput) qui jouent là le plus grand rôle. Ainsi au point de vue physiologique les arti-

culations sous-astragalienne, astragalo-scaphoïdienne et calcanéo-
cuboïdienne, doivent être considérées comme ne formant qu'une
seule articulation, l'astragalo-tarsienne.

Quant à l'action particulière de chacun des muscles moteurs du
pied nous la résumerons en disant avec DUCHENNE (de Boulogne),
que : « Six muscles sont spécialement destinés à mouvoir le pied
sur la jambe : ce sont le triceps sural (jumeaux et soléaire), le long
péronier latéral, le jambier antérieur, le long extenseur des orteils,
le jambier postérieur et le court péronier latéral.

« Les deux premiers produisent l'extension du pied, les deux
suivants la flexion, et les deux derniers ses mouvements latéraux,
indépendamment de la flexion et de l'extension.

« Il n'existe pas de muscle qui exécute directement l'extension
ou la flexion du pied, c'est-à-dire sans le porter dans l'adduction
ou l'abduction et sans le renverser en dedans ou en dehors ; ces
mouvements d'extension ou de flexion directes ne peuvent être
obtenus que par des combinaisons musculaires. Ainsi le triceps
sural est extenseur adducteur et le long péronier latéral est extenseur abducteur ; de leur action combinée résulte l'extension
directe ; le jambier antérieur est fléchisseur adducteur, et le long
extenseur des orteils est fléchisseur abducteur, en se contractant synergiquement, ces deux muscles fléchissent directement
le pied... »

« Outre ces mouvements du pied sur la jambe, ces muscles
exécutent encore individuellement un grand nombre de mouvements articulaires partiels... (dont l'étude) est d'un grand intérêt
pratique ; car sans la notion de ces mouvements articulaires partiels, il est difficile, on peut même dire impossible, de comprendre
non seulement le mécanisme des mouvements physiologiques du
pied et de son attitude normale, mais aussi le mécanisme de ses
mouvements physiologiques et de ses difformités consécutives à
certaines lésions musculaires. »

« On peut ajouter que l'extension pure est l'attitude de l'équin
pur, qui a ainsi deux muscles pour facteur ; de même la flexion
pure est l'attitude du talus avec également deux muscles pour la
produire. L'extension et la flexion se passent dans l'articulation
tibio-tarsienne ; c'est dans l'articulation astragalo-tarsienne et dans
les autres articulations sous-jacentes que se passent les mouvements de supination (attitude du varus équin) et de pronation
(attitude du talus valgus).

Nous nous bornerons à ces quelques notions sur la physiologie des muscles moteurs du pied, et nous n'étudierons pas le
mécanisme des déviations, ni le sens dans lequel sont entraî-

nées les différentes pièces osseuses du squelette du pied, dans les divers cas de paralysie musculaire, pour produire ce que Bouvier appelait le « strabisme du pied ».

Il est de plus des connaissances qui seraient de la plus grande utilité pour le chirurgien pratiquant une greffe musculaire, ce sont celles qui concernent le travail du muscle en général, et surtout d'un muscle en particulier. Autrement dit, il y aurait intérêt à savoir la force d'un muscle que l'on veut anastomoser, et le travail qu'il est susceptible de produire, de façon à chercher dans la mesure du possible à suppléer un muscle paralysé par un autre muscle ou un segment de muscle ayant, si l'on peut s'exprimer ainsi, une même équivalence mécanique.

Malheureusement, cette appréciation est à peu près impossible, car le travail d'un muscle dépend de deux facteurs : 1° l'intensité de l'effort ; 2° la longueur du chemin parcouru ; et la valeur de ces deux facteurs est elle-même extrêmement difficile à déterminer.

L'intensité de l'effort est en rapport avec le nombre des fibres musculaires ; et, si l'on connaissait l'énergie d'une fibre, ainsi que le nombre des fibres contenues dans un muscle, on pourrait arriver à connaître l'intensité de l'effort de ce muscle.

Quant à la longueur du chemin parcouru, ou raccourcissement musculaire, il dépend non seulement de la longueur totale du muscle (corps charnu et tendon), mais encore de l'obliquité de ses fibres sur le tendon par rapport à la direction du mouvement à produire, direction qui est indiquée par celle du tendon, du moins dans sa partie terminale (à cause des réflexions qu'il peut subir dans son trajet). Cette obliquité n'est jamais nulle, mais pratiquement on peut quelquefois la considérer comme telle. Ajoutons que le travail est d'autant plus grand que le raccourcissement est plus considérable, et que ce raccourcissement est proportionnel à la longueur des fibres constitutives. En résumé, il existe une relation entre la forme du muscle et sa fonction.

Mais de plus ce travail est sous la dépendance de la situation de l'articulation que le muscle fait mouvoir, de son mode d'insertion sur les deux os que le muscle transforme en un levier ; c'est-à-dire que l'action mécanique de chaque muscle est différente, et sous la dépendance de ses insertions et de la disposition des surfaces articulaires ; donc le chemin parcouru n'est pas le même pour tous les muscles. Nous avons déjà vu le rôle de chacun des muscles de la jambe sur les articulations du pied, nous n'insisterons donc pas davantage.

Quand un muscle, ou un groupe de muscles synergiques se

contracte, que produit-il du côté des muscles antagonistes ? Sont-ils inactifs où se contractent-ils eux aussi ?

On a longtemps admis avec GALIEN, que les muscles antagonistes étaient inactifs pendant l'exécution des mouvements volontaires. WINSLOW s'était élevé contre cette idée en considérant les antagonistes comme modérateurs des muscles principaux moteurs, pendant l'exécution du mouvement. DUCHENNE (de Boulogne) admet qu'il y a une action harmonique des muscles antagonistes pendant que s'accomplit un mouvement volontaire. Mais jusqu'à l'époque où BEAUNIS publia le résultat de ses expériences, il était classique d'enseigner que lorsque un muscle se contracte, l'antagoniste est inactif et se laisse simplement allonger.

BEAUNIS montra qu'il pouvait se produire trois cas différents :

1° Un muscle ou un groupe musculaire et un groupe antagoniste se contractent simultanément, et le mouvement se produit dans le sens de la contraction la plus forte. C'est le cas le plus ordinaire ;

2° Un muscle se contracte, tandis que son antagoniste reste immobile ;

3° Un muscle se contracte, son antagoniste se relâche et s'allonge ; les actions s'ajoutent.

Les expériences chronophotographiques de PAUL RICHER et LONDE ont confirmé ces résultats.

La connaissance de ces faits est donc de la plus haute importance pour comprendre la physiologie des mouvements, et surtout pour permettre la correction des difformités causées par les paralysies musculaires.

CHAPITRE V

GÉNÉRALITÉS SUR LES PRINCIPAUX TEMPS DE L'ANASTOMOSE MUSCULO-TENDINEUSE

Dans la description des divers temps opératoires qui va suivre, nous ne passerons pas en revue les différentes manières de procéder des divers auteurs ; une telle étude nous semble longue et fastidieuse, car elle expose à des redites. Nous examinerons seulement les méthodes qui nous paraissent pratiques, ou celles que nous avons expérimentées sur le cadavre ou même employées sur le vivant ; chemin faisant nous signalerons quelques procédés particuliers à tel ou tel auteur pour en montrer quels sont, à notre avis, les avantages ou les inconvénients.

Soins préparatoires. — Aides, etc...

A. **Préparation du malade.** — Toutes les précautions ordinaires pour la préparation de la région à opérer doivent être prises, mais il est un point sur lequel il faut insister particulièrement, c'est l'inutilité tout au moins, et quelquefois même le danger, que peuvent présenter l'emploi des antiseptiques sur la peau d'une jambe atteinte de paralysie infantile. On fera de l'asepsie et rien que de l'asepsie, mais par contre on insistera sur le savonnage avec une brosse et de l'eau chaude stérilisée.

Ce savonnage sera pratiqué une première fois la veille de l'opération, il durera un quart d'heure environ. On peut également savonner avec la main nettoyée (chirurgicalement parlant, bien entendu). Après ce savonnage on passera le membre à l'éther et à l'alcool, puis à l'eau bouillie, et on appliquera un pansement humide à l'eau bouillie. On peut, à l'exemple du Dr JALAGUIER, remplacer cette eau bouillie par du sublimé au 6/1000e, dose à laquelle, à moins d'une idiosyncrasie tout à fait extraordinaire, on n'a pas de craintes à avoir. Avant l'intervention, on défait le pansement et on recommence les mêmes opérations.

La désinfection doit porter sur tout le pied et sur la jambe jusqu'au genou.

B. **Iustrumentation**. — Il est inutile de passer en revue les instruments que le chirurgien doit avoir, ce sont ceux de toute opération (ciseaux, bistouris, sondes cannelées, pinces de Kocher, etc.). Mais cependant il est nécessaire d'appeler l'attention sur quelques instruments presque indispensables. Les pinces à griffes de Chaput seront de la plus grande utilité en permettant de fixer les tendons d'une manière provisoire, et sans trop les traumatiser, dans la position où le chirurgien devra les suturer.

Des ténotomes pointus et mousses seront des plus commodes pour pratiquer le dédoublement des tendons.

On aura de plus pour pratiquer la suture des tendons des aiguilles de Reverdin ou autres, droites et courbes, mais relativement fines pour ne pas dissocier les faisceaux tendineux.

WINKELMANN, LÜNNING et SCHULTHES recommandent l'emploi de la bande d'Esmach, nous ne voyons que des inconvénients à y recourir dans ce genre d'interventions.

C. **Des aides**. — Deux aides sont nécessaires : un premier qui aide le chirurgien ; un second qui tient le pied à opérer. Le rôle de ce deuxième aide est considérable, de son inexpérience, et surtout de son inattention peut résulter l'insuccès de l'acte opératoire. C'est là qu'il est besoin de l'aide modèle dont parle le professeur FARABEUF. Un mouvement inopportun suffit pour faire glisser les tendons l'un sur l'autre avant la suture, et si le chirurgien, préoccupé d'autre chose, ne s'en est pas aperçu, il fixera les tendons en mauvaise position.

De même, pendant le pansement, et l'application de l'appareil plâtré, l'aide maintiendra le pied en position corrigée, jusqu'au moment où le chirurgien lui-même le remplacera pour maintenir le pied en hypercorrection, pendant la prise du plâtre. Le rôle du second aide est donc très important, il ne devra pas être confié au premier venu, il faut que celui qui le remplit en comprenne toute l'importance et connaisse les dangers d'un instant d'inattention. Pour plus de sûreté les mains de cet aide auront été aseptisées.

D. **Anesthésie**. — Chez l'enfant l'anesthésie chloroformique est des plus faciles à pratiquer et presque exempte de dangers. Chez les adolescents on a pratiqué l'anesthésie locale à la cocaïne (PÉRAIN) ; mais cette méthode ne met pas aussi bien que l'anesthésie générale à l'abri d'un mouvement intempestif pouvant nuire au bon succès de l'opération. L'anesthésie au bromure d'éthyle, ou chlorure d'éthyle ont été employées par certains auteurs ; mais ce n'est pas une pratique très recommandable, car l'intervention malgré tout sera toujours d'une certaine durée, et dans ce cas le chloroforme est préférable. Quant à l'anesthésie par injection intrarachidienne de cocaïne, elle n'est pas de mise chez l'enfant ; et chez l'adulte, nous n'avons jamais eu l'occasion d'y avoir recours dans ce cas particulier, et nous n'avons pas connaissance d'observation où elle ait été employée.

E. **Redressement préalable pendant la narcose.** — Vulpius recommande avant de pratiquer l'incision cutanée de mobiliser les articulations et de corriger par des tractions et des pressions appropriées les déformations du pied. Il dit qu'en procédant de cette manière on obtient presque toujours une correction de l'attitude vicieuse, sans qu'il soit nécessaire de pratiquer aucune ténotomie.

A nos yeux cette pratique est bonne, mais il ne faut pas trop exiger d'elle, et nous pensons que les ténotomies — et à défaut des ténotomies, les allongements tendineux — sont plus souvent nécessaires que Vulpius veut bien le dire. Lorsque l'on éprouve une assez grande difficulté à redresser le pied, il ne faut pas forcer, car on risque d'amener des déchirures musculaires, ou de contusionner trop fortement des muscles, sur lesquels on peut être appelé à intervenir ; il vaut mieux avoir recours à une opération complémentaire.

De l'opération en général.

A. **Incisions cutanées et sutures cutanées.** — Les incisions cutanées seront longues, de façon à permettre de voir la majeure partie du muscle sur lequel on veut intervenir, et par écartement des lèvres de la plaie, de se rendre compte de l'état des muscles voisins. Pour Vulpius l'atrophie des tendons implique la paralysie du muscle auquel il appartient. Cela est vrai, mais cette atrophie est souvent difficile à juger ; d'ailleurs cet auteur, lui-même, recommande également de regarder au moins la partie inférieure du corps musculaire. Nous n'insisterons pas sur la couleur du muscle qui est brun-rouge, rose ou blanc jaunâtre, suivant qu'il est sain, parésié ou entièrement paralysé.

A la région antéro-externe les incisions s'étendront d'une ligne horizontale passant par la base des malléoles jusqu'à l'union du tiers moyen et du tiers supérieur de la jambe. Pour la région postérieure les lignes d'incision auront comme longueur la distance du milieu du mollet à l'insertion ou à 1, 2 centimètres au-dessus de l'insertion du tendon d'Achille sur le calcanéum.

Vulpius donne une longueur beaucoup moindre à ses incisions, elles ne sortent pas du tiers inférieur de la jambe.

Ève, à cause de l'œdème consécutif que l'on observerait avec les grandes incisions, leur préfère de petites incisions faites au niveau des tendons à anastomoser, et qu'on réunit par « *tunnellisation sous-cutanée* ». Nous n'avons d'ailleurs jamais eu l'occasion d'observer cet œdème dont parle Èvɛ, et qui pourrait d'ailleurs reconnaître d'autres causes (lésions veineuses, compression par l'appareil, etc.).

Il faut prendre grand soin de ne pas léser les troncs nerveux cutanés et les grosses veines superficielles. Ces fautes opératoires, sans importance en présence de tissus ayant une vitalité normale, peuvent avoir les plus graves conséquences en cas de paralysie infantile. En effet, chez les sujets atteints de cette affection, les lésions trophiques cutanées sont fréquentes et les moindres lésions tégumentaires peuvent être le point de départ d'ulcérations atones. Si à un traumatisme déjà important en lui-même, on ajoute des lésions nerveuses et vasculaires, on risque sur de tels tissus, de voir survenir : la non-réunion de la plaie, le sphacèle de la peau, etc…

Plus loin à propos des différentes incisions seront indiquées les règles à suivre pour éviter la lésion des vaisseaux et des nerfs de quelque importance.

Parfois, il est nécessaire de faire des débridements latéraux et là il faut se rappeler que le professeur Farabeuf écrit : « Les téguments de la jambe ont une telle prédisposition à la gangrène qu'il n'est pas permis de faire des lambeaux cutanés un peu longs, encore moins de les comprimer, si peu que ce soit sur les os sous-jacents. » Et cet auteur n'a en vue que les téguments à vitalité normale ; dans le cas de pied bot paralytique, on doit redoubler de précautions, pour les raisons mentionnées plus haut.

Beaucoup d'auteurs au lieu de pratiquer des incisions obliques réunissant deux incisions parallèles, ont recours à la « tunnellisation sous-cutanée » et font glisser sous la peau, sous l'aponévrose même, le tendon à anastomoser pour le conduire de la première à la seconde plaie opératoire. Il faut avouer que ce procédé est aveugle, et qu'il doit être parfois assez difficile de creuser un tunnel d'une certaine longueur sous une aponévrose. Ce procédé permet peut-être d'éviter plus facilement les adhérences entre les tendons et les tissus voisins, mais nous en sommes peu partisans, car avec les grandes incisions que nous recommandons, ces tunnellisations sous-cutanées ne sauraient être de mise que pour les muscles très éloignés.

De plus les anastomoses doivent se faire suivant une certaine étendue, et le corps musculaire doit être mobilisé assez haut comme nous le verrons plus loin ; dans ces conditions, le segment à faire passer ainsi dans le tunnel serait souvent volumineux. Il vaut donc mieux, à notre avis, réunir les incisions longitudinales parallèles à l'axe du membre, par des incisions obliques, qui auront la direction du nouveau muscle formé.

Avec quoi faut-il pratiquer les sutures cutanées ? Pour ce temps opératoire les auteurs varient beaucoup ; les uns emploient le fil d'argent, les autres le crin. Nous recommandons le catgut, et le catgut n° 00 ; c'est d'ailleurs à la pratique de M. le Dr JALAGUIER, qui fait presque toutes ses sutures de la peau au catgut, que nous sommes redevables de cette manière de faire. Nous trouvons à l'emploi de cette substance plusieurs avantages. Tout d'abord elle permet de laisser en place le pansement quinze, vingt, trente jours sans y toucher, et quand on vient à l'enlever, presque tous les fils sont résorbés dans la profondeur et il ne subsiste plus que leur partie qui était en dehors de la peau. Le catgut a moins de chance de couper les téguments que le crin et le fil d'argent ; et nous ne devons pas perdre de vue que la peau dans les pieds bots paralytiques est souvent peu résistante et devient facilement le siège de lésions trophiques.

Il va sans dire que là, comme dans toutes les incisions cutanées, il faut pratiquer un affrontement soigné des deux lèvres de la plaie. Il ne faut pas craindre de multiplier les points ; quelquefois on pourra avoir recours à un surjet à points passés, en ayant soin que les anses du fil se trouvent toutes du même côté.

B. **Aponévroses**. — Les aponévroses doivent être fendues sur toute la longueur de l'incision cutanée en suivant les règles qui seront données à propos des cas particuliers. D'une façon générale, les aponévroses seront incisées à un bon travers de doigt au moins de leurs insertions à l'os, sans cela, on s'expose à augmenter considérablement les difficultés de leur suture.

Lorsqu'on anastomosera deux muscles placés chacun dans une loge musculaire différente, il y aura avantage à faire une incision longitudinale au niveau de chacune des loges, et à effondrer la cloison intermusculaire sur une certaine étendue, pour faire passer le segment musculaire que l'on veut anastomoser. On aura ainsi un orifice fibreux qui pourra jouer dans une certaine mesure un rôle contentif, et même servir de poulie de réflexion. On évitera autant que possible les incisions transversales que certains auteurs préconisent (DROBNIK, en particulier), pour suppléer à l'absence d'élasticité de l'aponévrose.

C'est ce défaut d'élasticité qui rend la suture aponévrotique difficile à pratiquer d'une manière parfaite, surtout si on a commis la faute d'inciser l'aponévrose trop près de ses insertions osseuses.

Et cependant, cette suture soignée a une certaine importance; dans un cas de DROBNIK, cette suture mal pratiquée se relâcha, la position vicieuse refit peu à peu son apparition, et ne fut corrigée que par l'application d'un nouvel appareil.

Cependant ces inconvénients ne se présenteront qu'exceptionnellement, si, à la région antéro-externe de la jambe, là seulement où le rôle de l'aponévrose est vraiment indispensable, on ne pratique pas d'incision atteignant le ligament annulaire. C'est qu'en effet ce dernier ligament n'est pas seulement une aponévrose de recouvrement et de contention, c'est une poulie de réflexion; et l'affaissement de cette poulie est susceptible de modifier la statique des mouvements du pied sur la jambe. Si pour une raison exceptionnelle, il était nécessaire de pratiquer la section du ligament annulaire au niveau d'une coulisse musculaire, il faudrait pratiquer une incision oblique, et au moment de la suture, après avoir rapproché les deux lèvres dans la mesure du possible par un ou deux points, rabattre sur le tout et y fixer une languette aponévrotique prise au-dessus du ligament annulaire.

VULPIUS ne ferme pas complètement la plaie aponévrotique, il se contente de comprendre de place en place les lèvres aponévrotiques dans les anses cutanées.

Pour suturer les aponévroses, il est ordinairement impossible d'employer un surjet. Voici la façon de procéder qui nous a paru la meilleure : de distance en distance, on passe une anse de catgut n° 0 ou n° 1 et on la noue en rapprochant les deux lèvres dans la mesure du possible.

Entre ces points principaux, mais en ayant soin de ne pas les placer sur la même ligne verticale pour ne pas dissocier les faisceaux aponévrotiques, on place des points intermédiaires, qu'il est alors beaucoup plus facile de serrer jusqu'à affrontement complet ou presque complet; puis les fils sont solidarisés par l'union des chefs deux à deux, le chef supérieur de l'un avec le chef inférieur de l'autre et ainsi de suite.

C. **Gaines synoviales.** — Dans le procédé de MILLIKEN qui consiste en une anastomose par greffe partielle et réciproque des tendons, il est recommandé de faire une gaine nouvelle au niveau de l'anastomose des tendons. Mais dans l'anastomose musculo-tendineuse faut-il, au niveau des tendons, refaire une gaine. On peut l'essayer, si elle est facilement praticable, ce qui est rare. Dans le cas contraire, en cherchant à reformer une gaine, on augmente inutilement la durée de l'opération, car les adhérences que l'on veut ainsi éviter sont toujours justiciables de quelques séances de massage et d'électrisation.

D'ailleurs la réfection des gaines avec des procédés que nous préconisons, n'est pas bien utile, car nous opérons loin de la terminaison du tendon, à un endroit où les gaines sont peu nettes ; et les adhérences qui peuvent se produire ne se feront qu'avec du tissu cellulaire lâche et par conséquent seront faciles à détruire ultérieurement.

D. **Tendons.** — Les tendons à anastomoser peuvent être suturés entre eux de bien des façons différentes : VULPIUS considérait trois genres principaux d'anastomoses. Dans un premier groupe, on prend un muscle actif que l'on sépare de son tendon périphérique. Dans le deuxième groupe on conserve la continuité du muscle actif. Dans le troisième groupe on dédouble le muscle actif.

On peut ajouter un quatrième groupe, celui, où l'on pratique simplement l'avivement et la suture des tendons en présence, en conservant ainsi la continuité des deux muscles actif et paralysé.

Mais chacun de ces groupes comprend plusieurs procédés d'anastomoses qu'il est nécessaire de passer rapidement en revue :

Premier groupe. — Quatre méthodes peuvent être employées :

a. Le muscle à suppléer est entièrement paralysé ; les deux tendons sont sectionnés transversalement et le bout central du muscle actif est suturé au bout périphérique du muscle passif ; les deux autres bouts musculaires restent ainsi isolés (fig. 1, A).

b. Le muscle à suppléer n'est pas entièrement paralysé ; le tendon de ce muscle est divisé de façon à pouvoir mobiliser une languette tendineuse à insertion inférieure, qui est suturée au bout central du muscle actif sectionné transversalement. La continuité du muscle malade est ainsi conservée, d'où possibilité pour ses fibres encore saines d'agir sur le tendon ; mais le bout périphérique du muscle actif reste isolé (fig. 1, B).

c. Dans ce troisième procédé le tendon du muscle paralysé est conservé intact, que la paralysie soit partielle ou complète, et on y fixe le bout central du muscle actif sectionné transversalement (fig. 1, D).

d. Les tendons peuvent être anastomosés ainsi : le bout central du muscle actif avec le bout périphérique du muscle paralysé et inversement ; si bien que deux muscles sont ainsi formés et qu'il n'y a pas de fibres saines dont l'action ne soit pas ainsi épargnée (fig. 1, C).

Deuxième groupe. — Deux méthodes :

a. Le muscle à suppléer est entièrement paralysé ; il est sectionné transversalement et son bout périphérique réuni au muscle actif intact (fig. 2, E).

b. Le muscle à suppléer a conservé quelques fibres musculaires saines ; son tendon est dédoublé et le segment tendineux à base inférieure ainsi mobilisé est suturé au muscle actif dont la continuité a été respectée (fig. 2), G).

Troisième groupe. — Trois méthodes :

a. Le muscle passif est entièrement paralysé ; le segment à base supérieure isolé du muscle actif est suturé au bout périphérique du muscle à suppléer, sectionné transversalement (fig. 2, F).

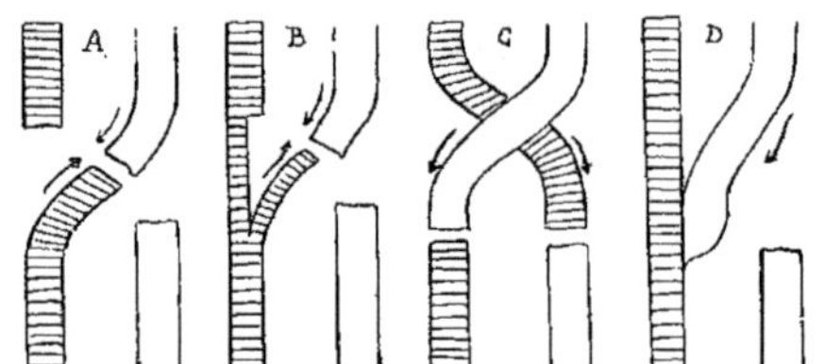

Fig. 1. — Schéma des anastomoses musculaires d'après O. Vulpius.
Le muscle actif est clair ; le muscle passif est strié.

b. Le muscle passif n'a pas perdu toute contractilité ; le segment actif mobilisé est fixé au muscle passif dont la continuité a été conservée (fig. 2, I).

c. Comme dans le cas précédent, la paralysie n'est pas complète mais on suture l'un à l'autre, après dédoublement des ten-

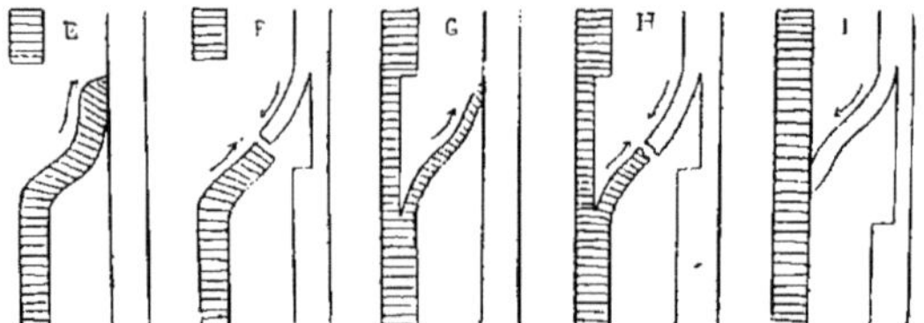

Fig. 2. — Schéma des anastomoses musculaires d'après O. Vulpius.
Le muscle actif est clair ; le muscle passif est strié.

dons, deux segments tendineux, dont l'un à base supérieure actif, et l'autre à base inférieure passif (fig. 2, H).

Quatrième groupe. — Ce quatrième groupe consiste dans l'adossement pur et simple des tendons à anastomoser.

En résumé nous voyons qu'il y a, d'après la direction des tendons ou des segments tendineux, trois méthodes : descendante (fig. 1, D ; fig. 2, I), mixte (fig. 1, A, B, C ; fig. 2, F, H), ascendante (fig. 2, E, G).

La transplantation descendante est celle qui est admise par la majorité des auteurs ; logiquement c'est celle que l'on doit préférer, car d'un seul muscle, on fait deux nouveaux muscles dont la puissance est partagée ; tandis que la transplantation ascendante accorde au muscle paralysé une individualisation qu'il ne mérite pas. Surtout que ce dernier est quelquefois atrophié et que la suture ainsi a moins de chances de réussir. La transplantation mixte présente les mêmes inconvénients et elle a de plus un défaut, c'est la grande difficulté, dans ce cas, d'obtenir avant la suture la tension musculaire nécessaire.

Un autre désavantage de l'anastomose ascendante, c'est que l'on risque davantage en l'employant d'avoir un allongement consécutif, surtout si, outre le tendon, on a été obligé de prendre une portion du vestige du corps musculaire ; car c'est surtout au niveau de cette portion dégénérée que semble se faire l'allongement après l'anastomose.

La division s'effectuera donc pour le tendon actif de haut en bas, de manière à conserver aux fibres musculaires, dans la mesure du possible, leur continuité avec les fibres tendineuses. Quant à la division du tendon passif, division à laquelle on aura rarement recours, elle se fera indifféremment dans un sens ou dans un autre.

Quand on voudra diviser un tendon, on se servira de préférence d'un ténotome ; il est inutile de s'efforcer d'obtenir deux segments de même épaisseur sur toute leur étendue; il vaut mieux que le segment mobilisé soit le plus volumineux ; quand à l'extrémité de ce segment il se terminera en bec-de-flûte.

Un point très important est de bien aviver les surfaces tendineuses en présence et d'assurer une longue étendue de contact. Lorsque le muscle à suppléer possédera un tendon volumineux, (le jambier antérieur par exemple), il y aura intérêt à le fendre sur une certaine longueur dans la moitié de son épaisseur et d'y inclure le tendon anastomosé, bien avivé sur toutes ses faces ; ceci sans préjudice de la manière dont les fibres musculaires seront maintenues en présence. Dans d'autres cas, on pourra, si le tendon n'est pas assez épais, ou simplement adosser les deux tendons, ou pratiquer une boutonnière à travers laquelle passera le tendon actif, voire même deux boutonnières qui permettront ainsi de tresser les tendons. On devra donner au segment actif la plus grande longueur possible et pour cela, tirer fortement sur lui, avant de l'isoler à l'extrémité inférieure ; on évite ainsi de couper les coulisses tendineuses.

Il ne faut pas sectionner le tendon paralysé, afin d'avoir un point d'attache plus solide.

Avant de suturer les segments musculo-tendineux ensemble, il faut produire l'hypercorrection du pied en tirant fortement sur le tendon du muscle paralysé, et on exerce également une légère traction sur le bord central du segment actif, surtout si le muscle actif a été pris en entier, car on doit se souvenir que l'élasticité d'un muscle inséré n'est pas satisfaite, et qu'aussitôt une des insertions coupées, le muscle se rétracte pour satisfaire cette élasticité.

L'aide maintient l'hypercorrection avec une main mise sous la plante du pied. L'adossement des tendons, pendant la suture, est obtenu à l'aide de quelques pinces de Chaput. DROBNIK, CERNÉ insistent avec raison sur la nécessité de pratiquer un redressement bien complet et de tirer fortement sur les tendons avant de pratiquer l'anastomose, sous peine d'avoir un échec.

VULPIUS recommande de ne pas exécuter la suture des tendons avant d'avoir amorcé toutes les autres anastomoses qu'il y a lieu de pratiquer.

Avec quelle substance faut-il pratiquer la suture des tendons ? La majorité des auteurs emploient la soie, soit simplement aseptique, soit faiblement antiseptique (bouillie dans une solution de sublimé). MILLIKEN a employé le tendon de Kangaroo, qui se résorbe au bout d'une vingtaine de jours. Nous ne nous servons que de catgut (n°⁸ 0, 1, 2 suivant les cas); la soie a de multiples inconvénients (difficulté de stérilisation, et lorsqu'elle est infectée la suppuration ne guérit qu'après élimination de l'anse, ce qui est parfois fort long, etc...). Il nous semble d'ailleurs inutile d'avoir des sutures persistantes, car, si on a bien soin d'aviver les surfaces en contact, la cicatrice au bout de quelque temps est solide. Si les surfaces tendineuses devaient glisser l'une sur l'autre ce ne seraient pas quelques anses de soie qui pourraient longtemps les retenir.

VULPIUS, pour éviter la déchirure des tendons, a recours à une sorte de suture en croix.

Nous employons de préférence les points en **U**, en ayant soin que les deux points d'entrée, et également les deux points de sortie, ne soient pas sur la même ligne verticale, en un mot que l'**U** ne soit pas dans un plan frontal, mais dans un plan oblique par rapport à ce dernier. Très souvent, outre ces points en **U**, nous pratiquons un surjet comprenant une des lèvres de la gouttière tendineuse, le tendon actif placé dans cette gouttière, la deuxième lèvre de la gouttière tendineuse, en ayant soin que les anses passent assez loin des bords de la gouttière et sur le bord du tendon anastomosé, de sorte que les fils une fois serrés, les deux lèvres de la gouttière se referment sur le tendon, qui se trouve ainsi inclus de toutes parts dans l'intérieur du muscle paralysé.

— 51 —

On ne doit pas craindre de multiplier les catguts pour obtenir un
adossement parfait, mais il ne faut pas exagérer non plus ; d'ailleurs
plus l'adossement aura été fait avec soin en plaçant les pinces de
Chaput, moins on aura besoin de fils pour le maintenir. Il sera
quelquefois bon de solidariser les fils en **U** entre eux (en nouant le
chef supérieur de l'un avec le chef inférieur de l'autre, etc...).

Il faut se garder d'employer du catgut trop gros, ou une aiguille
trop grosse, on risque ainsi de dissocier les faisceaux tendineux,
d'où gêne considérable dans la suture, et diminution de sa solidité.

E. **Muscles.** — Dans la division des muscles, le chirurgien
devra redoubler d'attention : c'est là qu'il lui faudra des connaissances précises de la structure musculaire, du mode de distribution
des vaisseaux et des nerfs. C'est ainsi que l'extenseur propre du
gros orteil et le triceps ne sauraient pas être traités de la même
façon. Quand on isole un segment musculo-tendineux, on doit
tâcher de conserver aux fibres musculaires leur continuité avec le
tendon de sorte que le segment isolé forme un tout bien homogène,
et c'est l'étude de la structure qui indique dans quel sens doit être
pratiqué le dédoublement.

On évitera avec grand soin de léser les vaisseaux et les nerfs
du muscle actif, car il ne faut en rien diminuer la vitalité du segment que l'on transpose ; et il est fort possible qu'un certain
nombre d'échecs soient dus à cette faute de technique.

Pour dédoubler le muscle, beaucoup d'auteurs emploient la
sonde cannelée et ne la quittent qu'au niveau du tendon pour
prendre le bistouri. L'emploi de la sonde cannelée est une bonne
précaution, mais il ne faut pas l'employer d'une manière brutale ;
si les difficultés étaient trop considérables il serait préférable de
prendre le bistouri et de dédoubler de haut en bas, jusqu'au
tendon où le bistouri sera suivant les besoins remplacé ou
non par un ténotome. Mais ce dédoublement sera pratiqué avec
beaucoup de précautions, en manœuvrant la pointe de l'instrument
parallèlement aux fibres musculaires, dans les espaces interfasci-
culaires (dans la mesure du possible du moins). C'est là le temps
délicat de l'opération, c'est là qu'il ne faut pas craindre d'aller
lentement.

Ce dédoublement du corps musculaire précédera toujours le
dédoublement du tendon, et c'est seulement quand il sera terminé,
qu'on cherchera à séparer dans le tendon les fibres tendineuses
qui font suite au segment musculaire isolé.

Pendant les incisions pratiquées sur les muscles paralysés, il
est inutile de chercher à ménager avec autant de soin fibres musculaires et nerfs ; seuls les vaisseaux seront respectés le plus possible.

Dans les anastomoses telles que nous les comprenons, il faut suturer non seulement les tendons entre eux, mais encore les segments musculaires en présence. Cette suture sera faite au catgut, à l'aide de plusieurs anses en **U**. Dans la mesure du possible, le segment musculaire actif sera inclus dans une gouttière faite dans le muscle paralysé, ou dans une boutonnière pratiquée sur ce dernier, et l'on pratiquera un surjet, comme pour les tendons, sur les lèvres de cette gouttière. Si l'emploi de ce procédé est impossible, on se contentera d'adosser les deux muscles. Mais dans l'un comme dans l'autre cas, il faudra bien aviver les surfaces mises en contact et enlever soigneusement le périmysium.

En passant les fils, on fera bien attention à ne pas serrer dans une anse un nerf musculaire ou un vaisseau musculaire un peu important, afin de ne pas amener des troubles trophiques musculaires, ou même des phénomènes douloureux.

F. **Poulies de réflexion.** — Lorsque le muscle actif que l'on prend pour pratiquer l'anastomose est éloigné du muscle paralysé, le segment actif prélevé a une direction forcément très oblique par rapport à celle du muscle à suppléer. Dans ces conditions, le mouvement qu'il imprimerait à l'insertion osseuse serait très différent de celui qui fait défaut, et que l'on aurait ainsi la prétention de rétablir. Supposons l'anastomose du jambier antérieur paralysé avec le long péronier latéral actif. Ce dernier muscle aura tendance à tirer le bord interne du pied en dehors; pour éviter ce mouvement, on peut faire réfléchir le segment actif autour du tendon du muscle extenseur propre par exemple; le sens de l'action de ce segment sera alors indiqué par la direction de la partie terminale du tendon actif, c'est-à-dire de la portion comprise entre sa réflexion sur le tendon extenseur, et l'insertion osseuse. DROBNIK, dans un cas de pied bot paralytique employa un procédé semblable. Il emprunta une portion au muscle jambier antérieur et réunit ce segment avec les faisceaux tendineux correspondants du long péronier latéral. Le bout tendineux fut passé en dessous de l'extenseur commun des orteils et par-dessus la malléole externe pour être suturé au tendon du long péronier latéral.

Les poulies de réflexion formées avec les tendons voisins sont loin d'être irréprochables. Le tendon actif appuie fortement en se contractant sur les autres tendons, et déplace par conséquent sa poulie; l'angle formé par les deux parties du tendon devient alors de plus en plus obtus et tend à disparaître et les axes des deux portions tendent par suite à coïncider. Pour que la poulie ainsi formée soit efficace, il faudrait que les muscles qui la constituent se contractent en même temps que le segment anastomotique, et alors ce dernier ne pourrait les déplacer que faiblement.

Quand on fait passer un segment actif à travers une cloison aponévrotique, les bords de l'orifice par lequel est passé ce segment peuvent également jouer le rôle de poulie de réflexion.

La meilleure manière de changer la direction d'un muscle ou d'un segment musculaire, consiste à le faire réfléchir sur un os (tibia ou péroné dans le cas particulier de pied bot paralytique). Dans une observation rapportée plus loin, un segment actif, emprunté au triceps pour suppléer le jambier antérieur paralysé, passait sur la face interne du tibia et glissait dans une rainure, vestige d'une ostéotomie antérieure. On pourrait, dans certains cas, créer une gouttière de ce genre, dans le but de bien maintenir un tendon à l'endroit où il se réfléchit. Rien ne serait plus facile que de décoller le périoste sur le trajet à parcourir, et de creuser au-dessous de lui l'os en gouttière.

M. le Dʳ Jalaguier se propose, si la nécessité se présentait de maintenir un segment musculaire et tendineux en un endroit déterminé sur une surface osseuse, d'avoir recours au procédé suivant.

Au niveau du point, où le segment traverse une cloison aponévrotique intermusculaire, pour changer de loge, au-dessus et au-dessous de l'orifice de pénétration, le limitant en haut et en bas, on taille deux languettes aponévrotiques de 1 centimètre environ de hauteur, et un tiers plus longues au moins que la distance qui les sépare, c'est-à-dire, plus longues que l'orifice destiné au passage du muscle. Au-dessus de la languette aponévrotique supérieure, au-dessous de l'inférieure, le périoste est décollé sur une étendue de près de 1 centimètre. La portion de la languette adhérente à l'os est respectée, son autre portion est séparée du reste de l'aponévrose, de manière à mobiliser cette languette. On agit ainsi pour les deux languettes. Les deux languettes sont alors croisées l'une sur l'autre, ou même entrelacées, de façon à circonscrire un orifice ostéo-aponévrotique pour le segment musculaire. On réunit entre elles les deux languettes, par un ou deux points, et l'on fixe l'extrémité libre de la languette sous le périoste décollé. Cette fixation au périoste est faite de telle manière que l'extrémité libre de la languette inférieure soit incluse sous le périoste sus-jacent à la languette supérieure, et *vice versa*.

Si la voie interosseuse était praticable, la réflexion des tendons deviendrait inutile; mais, comme nous le verrons plus loin, l'emploi de ce procédé est impossible dans la majorité des cas.

G. **Pansement.** — Faut-il drainer ? Péraire et Mally, Sudaka sont de cet avis. Nous pensons qu'un chirurgien propre, sûr de la stérilisation de ses instruments et objets de pansement, de la désinfection de ses mains et de celles de ses aides, ne doit pas drainer. C'est inutile, et c'est une complication ultérieure.

C'est inutile, car avec un drain, si l'intervention a été faite d'une manière aseptique, on aura simplement un écoulement minime de sérosité, ou de sérosité mêlée à du liquide synovial (PÉRAIRE), et si un tel épanchement avait dû se faire au-dessous d'une suture il se serait résorbé sans aucune difficulté.

C'est une complication ultérieure, car on est obligé d'enlever le drain vers le huitième jour ; si l'on ne draine pas, rien n'empêche, avec des sutures de la peau au catgut par exemple, de laisser le pansement en place, quinze, vingt jours et plus.

La suture terminée, les derniers soins de propreté une fois pris, le pansement est appliqué. Ce pansement consistera en gaze stérilisée ; en aucun cas on n'appliquera sur la plaie des objets de pansement imprégnés de substances antiseptiques ; là encore il faut craindre que les téguments peu vivaces ne se laissent irriter par les antiseptiques et ne deviennent le siège d'érythèmes, d'eczéma, etc...

Par-dessus cette gaze, on mettra du coton hydrophile stérilisé, de l'ouate ordinaire et le tout sera maintenu par une bande de tarlatane sèche, ou de crépon Velpeau.

L'application de cette bande sera faite avec beaucoup de soin, car la bande, outre son rôle de contention vis-à-vis du pansement, doit servir à corriger la déviation et contribuer à maintenir le pied en hypercorrection pendant le séchage du plâtre.

Il faut donc rouler la bande dans le bon sens autour du pied. Ainsi, doit-on mettre le pied en rotation en dehors, on placera l'extrémité de la bande sous la plante, puis on la déroulera en couvrant successivement le bord externe, la face dorsale, le bord interne, la face plantaire et ainsi de suite, si bien que toutes les tractions tendront à élever le bord externe et à abaisser le bord interne du pied. Doit-on, au contraire, mettre le pied en flexion et rotation en dedans, la bande sera roulée en sens inverse. On passe plusieurs anses, en étrier, sous la plante du pied au niveau de la base des orteils, la concavité étant au contact de la plante, et les bords maintenus par les doigts d'un aide sur les côtés de la jambe ; on ramène ensuite la bande sur la jambe et on fait plusieurs circulaires qui assujettissent les extrémités des anses ; le pied est ainsi maintenu en flexion.

Quelques auteurs se bornent à ce seul moyen de contention, soit définitivement, soit pendant les premiers jours jusqu'à l'ablation du premier pansement, après lequel ils appliquent alors un appareil contentif (gouttière en gutta-percha, gouttière plâtrée, etc...). La majorité des chirurgiens a recours, aussitôt le premier pansement posé, à l'emploi d'un appareil de contention en gutta-percha, en plâtre, etc... Nous sommes partisans de la gouttière plâtrée, maintenant le membre en hypercorrection; gouttière qu'il est inutile à notre avis (au moins dans la majorité des cas) de faire remonter jusqu'au-dessus du genou, comme le font certains auteurs (Péraire).

Notre excellent ami Moxon, dans sa thèse remarquable : « Sur le traitement chirurgical du pied bot varus équin congénital chez l'enfant », a écrit la phrase suivante à propos de l'application de l'appareil plâtré, phrase qui s'applique aussi au pied bot paralytique : « Je ne saurais trop insister sur ce temps de l'opération, il est souvent négligé ou mal exécuté, de là un échec qu'il eût été facile d'éviter. »

Pendant l'application du pansement, l'aide avait maintenu l'hypercorrection, au moment de l'application de la gouttière plâtrée, il saisit le pied par l'extrémité des orteils, maintenant tant bien que mal l'hypercorrection qui est conservée en grande partie par le pansement s'il a été appliqué en prenant les précautions précédemment indiquées.

La gouttière plâtrée est alors mise, et maintenue par une bande de toile. C'est le chirurgien qui, à ce moment, pendant que le plâtre sèche, doit maintenir le pied en hypercorrection.

Quand on aura à placer le pied en rotation externe, on suivra les règles données par F. Moxon : « On embrassera la plante de la paume de la main :

« Main gauche : pied droit;

« Main droite : pied gauche.

« Et tandis qu'avec le talon de la paume on agit sur le bord externe du pied maintenu en hyperflexion, les doigts, accrochant le bord interne, corrigent l'adduction de l'avant-pied. » Si le pied doit être mis en rotation interne on agira d'une manière exactement inverse.

« Il faut y apporter une attention soutenue et se rendre compte, surtout au début, que la correction cherchée est obtenue.

« Souvent, au début, on fait de très grands efforts sans résultat réel; il y a là un tour de main que seule la pratique vous apprend.

« Une fois le plâtre sec, il faut défaire la bande de toile; puis sur le cou-de-pied, couper la bande jusqu'à l'ouate, sans craindre de débrider largement. On desserre ensuite les deux lèvres de l'appareil plâ ré au niveau de la face antérieure du cou-de-pied, surtout la lèvre externe.

« Sans cette précaution, une escarre est vite formée. » (MONOD.) Cette escarre qui peut se produire dans le cas de pied bot congénital, est encore beaucoup plus à craindre avec les troubles trophiques qui accompagnent presque constamment le pied bot de la paralysie infantile. D'ailleurs, comme nous le verrons plus loin au chapitre des complications, ce fait a été observé.

Une nouvelle bande de toile est alors appliquée, mais sans serrer sur l'appareil.

Si pendant l'acte opératoire, il n'y a pas eu de faute d'asepsie, les suites de l'intervention sont les plus simples, et la réunion par première intention est constante (sauf le cas de sphacèle des bords de la plaie).

Les douleurs sont modérées et disparaissent dès le deuxième jour au plus tard, à moins qu'un redressement forcé du pied n'ait été pratiqué (VULPIUS).

Nous maintenons l'enfant au lit une dizaine de jours seulement si l'appareil remonte au-dessus du genou, ou si l'enfant raisonnable une fois levé reste la jambe allongée, dans le cas d'appareil n'immobilisant pas cette articulation. Dans tous les autres cas, nous enlevons l'appareil et le premier pansement au bout de dix-sept à vingt jours. La même gouttière est ensuite replacée après application, avec les précautions mentionnées plus haut, d'un pansement ouaté ; si la gouttière plâtrée est tant soit peu détériorée on la remplace par une nouvelle. L'enfant peut alors marcher, il conserve son nouvel appareil de quinze à vingt jours. A partir de ce moment tout pansement et toute atelle plâtrée sont enlevées et l'on commence alors le traitement post-opératoire.

Traitement post-opératoire.

Quelques auteurs, PÉRAIRE et MALLY, SUDAKA, en particulier, proscrivent tout traitement médical, tout port d'appareil. « Nous ne pensons pas que ces appareils ou bandages soient bien utiles ; nous avons obtenu chez tous nos opérés une guérison permanente et nous pouvons dire définitive, nous avons en effet revu nos malades un an et demi et plus après l'intervention et la guérison s'est toujours maintenue jusque-là sans récidive aucune. Et cependant aucun n'a porté d'appareil orthopédique après l'opération ; un appareil plâtré maintenu pendant un mois a suffi à assurer la réunion des tendons anastomosés. Nous avons donc pu voir que la contracture des antagonistes n'était pas à craindre, et que l'on pouvait obtenir l'équilibre des forces musculaires au moyen de la transplantation. » (Sudaka.)

Drobnik, au contraire, a insisté, avec raison à notre avis, sur l'importance du traitement post-opératoire, convaincu que le succès de l'intervention dépend en partie de ce traitement. Vulpius lui aussi insiste sur l'importance de ce traitement consécutif qui suivant son expression « doit faire mûrir le germe semé par l'opération ». Il le commence environ six semaines après l'intervention. « Le succès n'est pas parfait aussitôt après l'enlèvement de l'appareil plâtré, mais il augmente parfois d'une façon surprenante sous l'influence du traitement post-opératoire et de l'exercice journalier. »

Le traitement post-opératoire comprend deux parties : un traitement médical et un traitement orthopédique.

A. Traitement médical. — Le traitement médical consiste surtout en électrisation et un massage; il est bien entendu que l'état général ne sera pas négligé, et qu'il ne faudra pas se contenter de soigner la jambe malade, mais agir sur tout l'organisme par la gymnastique, la balnéation, etc...

1° *Électrisation.* — M. le Dʳ Allard qui a examiné nos opérés avant et après l'intervention, a bien voulu résumer, dans les lignes qui vont suivre, le traitement qu'il considère comme le meilleur, dans le cas d'anastomose musculo-tendineuse pour paralysie infantile.

Le traitement électrique consécutif aux greffes musculaires doit tendre vers un double but : activer la nutrition du muscle et lui faire exécuter une gymnastique passive modérée.

Ce traitement doit comprendre :

a. *La galvanisation stable du membre.*

b. *La faradisation localisée du muscle.*

Pour la *galvanisation stable* du membre inférieur, une plaque souple recouverte d'amadou et de peau de chamois, de 100 à 150 centimètres carrés de surface, est placée mouillée à la région lombaire. Elle est solidement maintenue par une ceinture et reliée au pôle positif d'une batterie de piles ou d'accumulateurs; le pôle négatif est réuni à une plaque souple bien imbibée d'eau chaude, d'une surface de 80 à 100 centimètres carrés, et appliquée au niveau du corps des muscles à traiter. A l'aide d'un rhéostat ou d'un réducteur de potentiel, le courant est progressivement amené à une intensité de 10 à 12 milliampères et maintenu à cette intensité pendant quinze minutes. L'intensité est ensuite progressivement diminuée et ramenée à zéro sans variation brusque.

Pour la *faradisation localisée*, deux tampons de 2 centimètres de diamètre, reliés au deux pôles d'un appareil faradique chariot, sont placés sur le corps du muscle à quelques centimètres l'un de l'autre; on emploie une bobine à gros fil et des interruptions lentes du courant, réglées de préférence à la seconde, à l'aide du métronome interrupteur.

On rapproche la bobine enduite de la bobine inductrice jusqu'au moment où la contraction musculaire est nette; on fait ainsi contracter chaque muscle à traiter pendant une durée de trois à cinq minutes.

Chaque séance doit comprendre les deux applications galvanique d'abord, puis faradique, et être faite tous les deux jours.

2° *Massage.* — Le massage et les mouvements passifs seront pratiqués suivant les méthodes ordinaires, en prenant soin, les premiers temps surtout, d'opérer avec beaucoup de douceur.

Les mouvements actifs seront exécutés, d'abord le pied étant dans l'espace, et ensuite on fera pratiquer des exercices divers, le pied reposant sur le sol (élévation sur la pointe des pieds, marche, etc.). DROBNIK, comme meilleur exercice de marche, recommande le pas militaire lent. Les premiers exercices seront faits pieds nus, le contact d'un plan résistant produisant d'après cet auteur des réflexes plus intenses. Il se sert aussi des réflexes pour produire des mouvements actifs chez les très jeunes enfants ou chez les indociles, en excitant la peau avec une aiguille ou un courant électrique.

Au début, il est utile de soutenir les enfants dans leurs exercices de marche ou de leur donner des béquilles.

A quel moment faut-il commencer le traitement médical ? Voici la règle de conduite que nous avons adoptée : vers le vingtième ou vingt-cinquième jour, nous retirons tous les jours, pendant quelques instants, le pied de la gouttière et nous pratiquons quelques excitations électriques et quelques mouvements passifs. Cinq ou six jours après nous commençons le massage et quelques mouvements actifs; enfin lorsque l'appareil plâtré est définvement enlevé, nous commençons immédiatement les exercices de marche.

Doit-on faire porter le traitement sur tous les muscles ou le limiter au muscle anastomosé. En traitant tous les muscles de la même façon on risquerait peut-être de voir le *statu quo* se maintenir, et le segment transposé ne pas s'hypertrophier de façon à lutter contre les muscles antagonistes. Si le traitement ne porte que sur le muscle transposé, on favorise son hypertrophie, mais on perd le bénéfice que pourrait donner le traitement appliqué aux autres muscles.

A notre avis, il y a avantage à procéder ainsi : tous les deux jours pour le massage on fait porter le traitement sur le segment transposé, et tous les quatre jours on agit sur tout le segment du membre. Un jour seulement par semaine, on électrisera tous les muscles du membre atteint. Ce traitement médical bien conduit donne des résultats remarquables, mais il faut l'appliquer consciencieusement et pendant au moins plusieurs mois (cinq à six en moyenne). C'est là le point difficile, car les parents, négligents la plupart du temps, et trouvant leurs enfants améliorés par l'acte opératoire, ne comprennent pas l'importance de ce traitement.

B. **Traitement orthopédique.** — DROBNIK a insisté également sur l'importance du traitement orthopédique. Il est, comme l'a fait remarquer judicieusement cet auteur, presque impossible d'obtenir de suite par l'intervention, un équilibre parfait entre les puissances musculaires. Ce sont les appareils qui doivent, dans les premiers temps, remédier à cet état de choses et maintenir le pied en bonne position. Ce chirurgien recommande le port prolongé d'une bonne chaussure à lacets et de son bandage en sparadrap. Pour confectionner ce bandage on opère de la façon suivante : « On prend une simple bordure de tissu élastique longue de 4 centimètres et l'on coud à cette bordure des bandes de sparadrap ; avec une de ces bandes on entoure le pied du malade, tandis que l'autre bande est fixée, après que l'on a exercé une certaine traction sur la bordure, au côté externe ou au côté interne de la jambe, cette dernière bande peut encore être fendue longitudinalement en deux. » (PHILIPPOFF.)

Dans la suite, DROBNIK, dans quelques cas, fait porter de très légers appareils orthopédiques. Nous n'avons jamais employé le bandage au sparadrap ; mais par contre nous avons eu recours plusieurs fois à des chaussures à lacets légères, munies suivant le cas de tuteur interne ou externe. Dans certaines circonstances, il pourrait être utile de surélever la semelle d'un côté ou de l'autre.

Pendant combien de temps doit-on prescrire le port de ces appareils. Rien n'est plus variable, dans quelques cas ils sont inutiles, dans d'autres cas où l'anastomose n'aura eu pour but que corriger une des multiples paralysies, on devra toujours en continuer l'emploi. Cela dépend essentiellement du nombre des muscles paralysés, de l'action de ces muscles, de l'état des muscles antagonistes, etc., et c'est au chirurgien d'étudier avec soin ces différents éléments avant de trancher cette question importante entre toutes. M. le Dr DUCROQUET, qui a étudié avec soin les appareils orthopédiques utilisables dans le cas de paralysie infantile, a bien voulu nous donner dans les lignes qui vont suivre, la description des appareils qu'il a imaginés, et qui permettent de suppléer à la paralysie de tel ou tel muscle.

Ces appareils de prothèse, extrêmement ingénieux, peuvent être d'un grand secours pour aider avec les greffes musculo-tendineuses à remettre le pied en bonne position, lorsque les muscles sains n'étaient pas assez nombreux pour permettre toutes les anastomoses indispensables. Ils peuvent également rendre de grands services, si un muscle anastomosé n'était pas assez fort pour résister aux antagonistes, et que momentanément, il ait besoin d'être aidé dans son action.

De plus ces appareils étant en celluloïd sont extrêmement légers, peu volumineux, et peuvent même à la rigueur être dissimulés dans l'intérieur d'une chaussure un peu large.

Il est rarement question d'obvier à la paralysie d'un des muscles du pied. Les muscles de la jambe, extenseurs avec fléchisseurs sont tous au contraire très fréquemment objet de prothèse.

Pour procéder avec ordre nous envisagerons d'abord la prothèse des fléchisseurs.

a. Prothèse des fléchisseurs.

Nous les diviserons en trois groupes :

1° *Fléchisseurs et élévateurs du bord interne du pied.*

2° *Fléchisseurs et élévateurs du bord externe du pied.*

3° *De tous les fléchisseurs.*

1° *Fléchisseur et élévateur du bord interne du pied.* — Nous n'avons qu'un seul muscle, le jambier antérieur, muscle très important, le plus puissant fléchisseur des muscles de la région.

L'appareil de prothèse doit aider à la flexion, et cela principalement lorsque le pied quitte le sol, et en outre garder au pied sa position en varus. Cet appareil doit également, lors de la période d'appui du pied, obliger son bord externe à porter sur le sol, car la marche sur le bord interne est pénible et douloureuse. Pour remédier à ces inconvénients, nous avons imaginé un petit appareil formé en deux parties, dont l'une entoure le pied et l'autre la jambe. Voici en quelques mots la technique de cet appareil. On prend avec des bandes plâtrées, préparées à l'avance, un moulage du pied et de la jambe. Lorsque le plâtre commence à prendre, le pied étant maintenu bien droit, on modèle avec la main la voûte plantaire. L'appareil est enlevé, on coule du plâtre à l'intérieur ; on enlève l'appareil plâtré et sur le contre-moulage obtenu, on fait un appareil en celluloïd ayant la forme par conséquent de l'appareil plâtré initial. L'appareil en celluloïd est coupé au niveau du cou-de-pied et largement échancré, pour permettre par la suite la flexion du pied sur la jambe. Un étrier en celluloïd entoure le

pied et se termine par deux articulations au niveau de l'interligne
tibio-tarsien. Deux attelles, fixées sur les parties latérales de la
portion jambière, s'articulent à leur partie inférieure avec l'étrier.
Du côté externe l'articulation est semblable à celle que l'on rencontre dans tout appareil orthopédique. Du côté interne, au contraire, l'attelle jambière présente à sa partie inférieure une
mortaise de plusieurs centimètres. Une vis à large tête passe dans
la mortaise et par son extrémité à la
partie supérieure de l'étrier.

De cette façon, d'un côté, le point
articulaire est fixé ; de l'autre côté, au
contraire, si une force quelconque tire
sur le bord interne du pied en même
temps qu'il y aura flexion, il y aura élévation de son bord interne.

On peut fixer, comme cela a lieu dans
l'appareil (fig. 3), un muscle artificiel en
caoutchouc, au côté interne du pied à
peu près en son milieu qui, d'un autre
côté, s'attache à la partie supérieure de
l'attelle jambière externe, croisant ainsi
la partie antérieure de l'appareil.

Les attelles jambières et l'étrier sont
en acier résistant mais flexible, légèrement trempé et pouvant faire ressort.
Lorsque le pied quitte le sol, le muscle
tendu amènera le pied en flexion et
élèvera son bord interne grâce à l'articulation à mortaise, et, lorsque le pied
posera à nouveau sur le sol, il y viendra par son bord externe comme cela a
lieu normalement.

La voûte interne formée artificiellement par l'appareil en celluloïd luttera

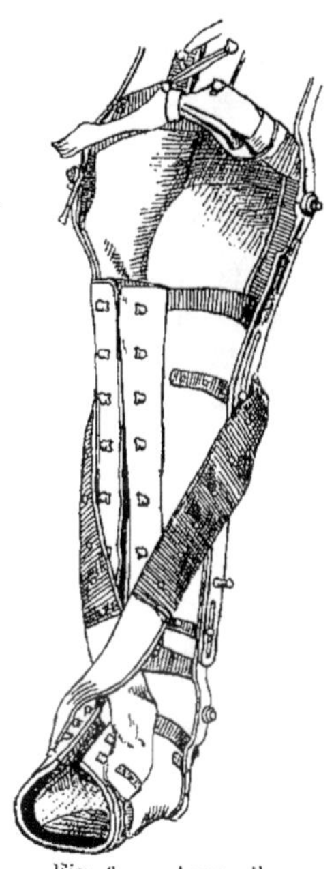

Fig. 3. — Appareil
du Dr Ducroquet.

contre l'affaissement de la voûte plantaire, pendant la période
d'appui du pied sur le sol, et la rigidité des attelles empêchera
pendant cette même période, l'attitude en valgus.

2° *Fléchisseurs et élévateurs du bord externe.* — Ce sont les
extenseurs communs des orteils et propre du gros orteil.

L'appareil sera identique au précédent sauf que l'articulation à
mortaise se trouvera au côté externe et que le muscle artificiel
s'attachera à l'extrémité supérieure de l'attelle jambière externe

3° *Prothèse de tous les fléchisseurs du pied sur la jambe.* —

Lorsque le jambier antérieur et les extenseurs communs des orteils et celui du gros orteil sont atteints de paralysie, l'articulation à mortaise n'a plus de raison d'être. La marche de l'enfant atteint de cette sorte de paralysie est fort difficile; lorsqu'il lève le pied du sol, aucune force ne pouvant en amener la flexion, la pointe du pied retombe vers le sol comme une masse inerte, et pour avancer il est obligé de fléchir fortement la cuisse, et lancer le pied en avant pour que la pointe du pied n'accroche point le sol. Ce lancement du pied en avant en même temps qu'il est très disgracieux devient vite très fatigant.

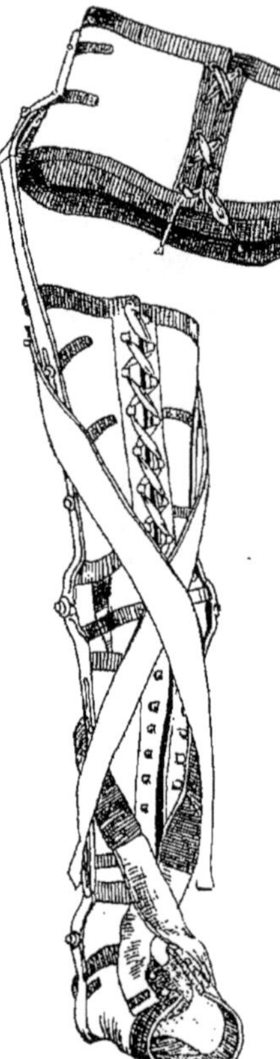

Fig. 4. — Appareil du Dr Ducroquet.

Pour y obvier il faut d'abord opérer la flexion du pied lorsque le membre inférieur quitte le sol, et ensuite lorsque l'enfant appuie le pied à terre, empêcher le renversement du pied en dehors, en valgus.

Pour obtenir ce résultat, nous employons un appareil semblable au précédent mais avec deux articulations à charnière ordinaire. La voûte interne ayant été bien modelée, le pied est placé en bonne position, mais plutôt en légère rotation interne. Les attelles jambières permettent alors de fixer le pied dans la position désirable, car leur hauteur sur la partie jambière où elles sont fixées peut être réglée à volonté (fig. 4).

Pour la flexion du pied pendant la marche, deux muscles artificiels (l'un placé en dedans, l'autre en dehors et se croisant au niveau du cou-de-pied) vont s'attacher à l'extrémité supérieure des attelles jambières. La tension de ces muscles artificiels est évidemment réglable.

b. Prothèse des extenseurs du pied sur la jambe. — La prothèse

de chaque muscle en particulier n'a pas une bien grande valeur ;
ce qu'il faut, c'est empêcher le talus et aider à l'extension directe
du pied. Pour cela nous employons un appareil identique à celui
dont nous nous servons dans le cas de paralysie de tous les muscles
fléchisseurs, mais au lieu de placer les muscles artificiels en avant
nous plaçons un fort muscle artificiel à la partie postérieure.

Au lieu de l'appareil en celluloïd que nous venons de décrire et
qui doit pour permettre la marche être fixé dans une autre chaussure, nous agissons souvent d'une autre manière. Nous prenons
comme précédemment le moulage et le contre-moulage du pied,
et sur le pied de ce contre-moulage nous ajoutons un contrefort
en cuir, en celluloïd ou en aluminium très léger, prenant la partie
interne du pied, toute la voûte plantaire depuis la tête du gros
orteil, et allant entourer le talon et suivre le bord externe du pied
ayant à cet endroit un centimètre de haut.

Ce contrefort est fixé dans l'empeigne de la chaussure et, en
outre, à la semelle en cuir. La chaussure est faite sur le plâtre même.
Sa tige est formée par une plaque mince de celluloïd, tige qui est
unie à sa partie inférieure avec du cuir très souple cousu d'autre
part à l'empeigne. L'étrier passe en dehors sur les côtés du
talon, il est fixé aux deux contreforts externe et interne. Souvent
aussi, surtout pour les chaussures d'hiver, l'étrier et ses articulations sont recouvertes entièrement par le cuir de l'empeigne et le
cuir souple de la tige l'unissant au celluloïd. Les muscles artificiels s'attachent sur le côté du contrefort, au devant des malléoles,
du côté interne ou externe suivant les muscles à remplacer. De
cette façon, on a une chaussure ressemblant aux chaussures ordinaires quant à leur aspect extérieur. De plus d'une très grande
légèreté, facteur d'une grosse importance puisqu'il faut, autant
que cela se peut, éviter toute cause occasionnelle de fatigue.

c. Paralysie des muscles fléchisseurs et extenseurs du pied
sur la jambe. — Dans ce cas, la greffe musculo-tendineuse ne
pouvant pas être de mise, nous ne parlerons pas des appareils
orthopédiques auxquels on peut avoir recours.

CHAPITRE VI

PROCÉDÉS TYPES PRÉCONISÉS.

Nous n'avons pas la prétention dans ce chapitre de décrire toutes les anastomoses possibles entre les muscles de la jambe dans le cas de pied bot paralytique.

Nous n'étudierons que les procédés types, c'est-à-dire ceux que nous considérons comme devant donner les meilleurs résultats, ceux qui sont applicables dans les cas de paralysies peu étendues. C'est ainsi qu'à propos de la suppléance du jambier antérieur paralysé, nous décrirons l'anastomose de ce muscle avec l'extenseur propre et l'extenseur commun, mais que nous laisserons de côté, par exemple, l'anastomose avec le triceps, qui n'est que d'un emploi exceptionnel. Mais comme à propos de la suppléance des péroniers par le triceps nous verrons le procédé à employer pour dédoubler ce muscle, il est facile de concevoir la méthode opératoire à employer en cas de besoin pour anastomoser le triceps sur le jambier antérieur.

I. — *Suppléance du jambier antérieur paralysé par l'extenseur propre du gros orteil.*

Anatomie. — *L'extenseur propre du gros orteil* est un muscle semi-penniforme et aplati transversalement. Son tendon, qui apparaît haut, reçoit alors par son bord postérieur les fibres charnues qui sont obliques en bas et en avant et descendent jusqu'au bord supérieur du ligament annulaire.

Les branches artérielles de ce muscle viennent des artères musculaires externes, et pénètrent dans le tiers postérieur de la face externe.

Le nerf de l'extenseur propre naît du nerf tibial antérieur, suit la face interne du muscle jusqu'à la partie moyenne où il se divise en filets récurrents et descendants. Nous avons assez souvent observé plusieurs filets étagés venant du tibial antérieur, pénétrer dans la face interne de l'extenseur propre et se diviser ensuite en rameaux ascendants et descendants.

Technique opératoire. — L'incision cutanée est faite sur une ligne parallèle à la crête tibiale, à un travers de doigt environ de celle-ci (variations avec l'âge du sujet), et étendue de la ligne joignant la base des malléoles à l'union du tiers supérieur et du tiers moyen de la jambe. L'incision, faite de bas en haut ou de haut en bas suivant le côté, ne comprendra pas d'emblée tout le tissu cellulaire sous-cutané dans la partie inférieure, à cause du nerf musculo-cutané qui, là, est devenu sus-aponévrotique et peut s'approcher très près du tibia. A ce niveau il faut donc redoubler

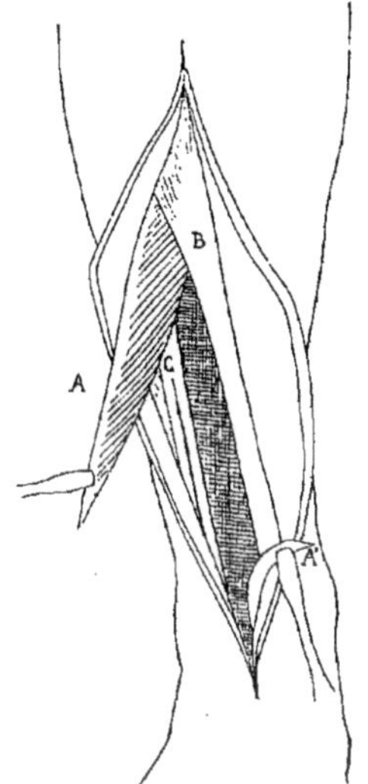

Fig. 5. — L'extenseur propre (A) a été sectionné au niveau de la terminaison de ses fibres musculaires ; son bout périphérique (A') a été repéré par une pince. — B', muscle jambier antérieur ; C, muscle extenseur commun.

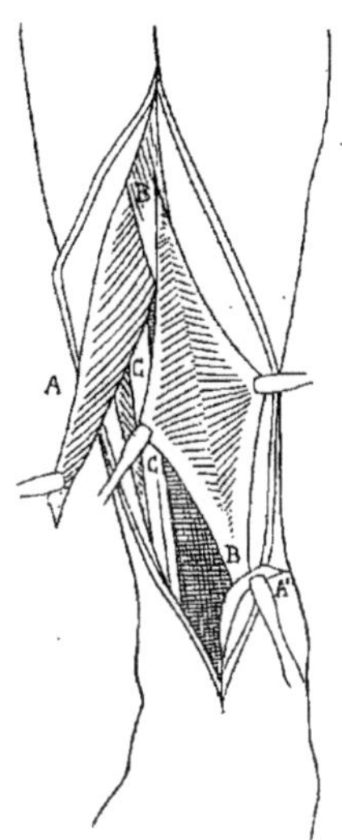

Fig. 6. — Les lettres A, A', B, C ont la même signification que précédemment. Le tendon et les fibres musculaires adjacentes dégénérées du muscle jambier antérieur ont été fendus en une gouttière dont les lèvres sont tirées chacune par une pince, de manière à étaler, pour ainsi dire, cette gouttière.

de prudence pour ne pas le couper, et le meilleur moyen de l'éviter est de le mettre à nu sur une partie de son trajet ; il est alors facile de l'écarter en dehors.

L'aponévrose est fendue sur toute la longueur de la plaie, au niveau de l'interstice qui sépare le jambier antérieur de l'extenseur propre. Les muscles apparaissent alors revêtus seulement d'une couche de tissu cellulaire très mince.

Une pince de Chaput est placée sur le tendon du jambier antérieur tout à fait à la partie inférieure de la plaie et un aide tire sur ce tendon tandis qu'un autre aide met le pied en hypercorrection.

Le premier aide tire alors directement en haut sur la pince, de façon à soulever le tendon et à tendre le muscle ; l'opérateur fait sur le milieu du tendon, dans la moitié inférieure de la longueur de la plaie, une incision qu'il continue à travers le corps musculaire adjacent jusqu'à environ la moitié de l'épaisseur ; d'où formation d'une gouttière musculo-tendineuse.

Le tendon de l'extenseur propre est alors pincé et attiré en dehors de la plaie. Si le muscle est très développé, à l'union du quart inférieur avec les trois quarts supérieurs environ, en ménageant attentivement le ou les filets nerveux situés sur la face interne, on sépare le muscle en deux portions, en suivant le sens des fibres musculaires : un segment supérieur volumineux, un inférieur beaucoup plus réduit. Avec le segment supérieur on conserve les fibres tendineuses qui lui font suite, jusqu'au niveau de la pince de Chaput placée comme nous l'avons dit plus haut, niveau où le bistouri coupe cette portion du tendon en bec-de-flûte. Notre segment supérieur est devenu mobile. Rapidement on le débarrasse de son périmysium, en évitant les vaisseaux et les nerfs qui peuvent s'y rencontrer, puis on le place dans la gouttière fournie aux dépens du jambier antérieur.

Si le muscle extenseur propre n'est pas très développé, ce qui est assez fréquent il y a avantage à prendre tout le muscle extenseur pour le porter sur le jambier antérieur. Pour cela, à la sortie définitive du tendon hors des fibres musculaires, on introduit une lame de ténotome à plat, en attaquant obliquement la face antérieure du tendon, on descend dans l'intérieur du tendon en le dédoublant, et on la ressort par la face postérieure à la partie inférieure de la plaie. Le tendon a donc été divisé de cette manière en deux languettes tendineuses : l'une antérieure attenante à la partie périphérique du muscle, l'autre postérieure en continuité avec le bout central. C'est cette dernière languette que l'on portera avec les fibres musculaires de l'extenseur propre, dans la gouttière du muscle jambier.

Avec une pince placée sur le bout périphérique de ce segment musculo-tendineux, on l'attire jusqu'à l'extrémité inférieure de la gouttière et une pince de Chaput le maintient en bonne position. On place également, tout le long de la gouttière, une ou plusieurs autres pinces pour bien fixer le segment dans sa nouvelle position et l'empêcher d'être déplacé pendant les sutures.

Ces sutures sont pratiquées comme nous l'avons vu à propos des considérations générales avec trois ou quatre points en **U** ; puis on finira par un surjet.

On pourrait, à la rigueur, terminer là l'opération ; mais il y a avantage à anastomoser le bout périphérique de l'extenseur propre avec l'extenseur commun. Pour cela, on fait sur le tendon et sur la partie interne de ce dernier muscle, une gouttière ou simple-

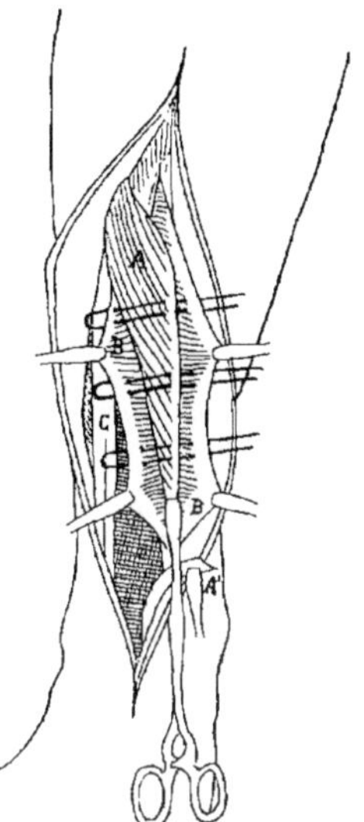

Fig. 7. — A, A', B, C, même signification que précédemment. Le bout central isolé de l'extenseur propre a été placé dans la gouttière creusée aux dépens du jambier antérieur. Avant de passer les fils, l'hypercorrection a été faite par l'aide qui tient le pied, et des pinces de Chaput ont maintenu les segments en présence en bonne position. Les fils en **U** sont représentés passés ; les points où ils traversent le muscle jambier antérieur sont assez éloignés des bords de la gouttière ; au contraire, à l'endroit où ils traversent l'extenseur propre, les points d'entrée et de sortie sont près du bord antérieur tendineux.

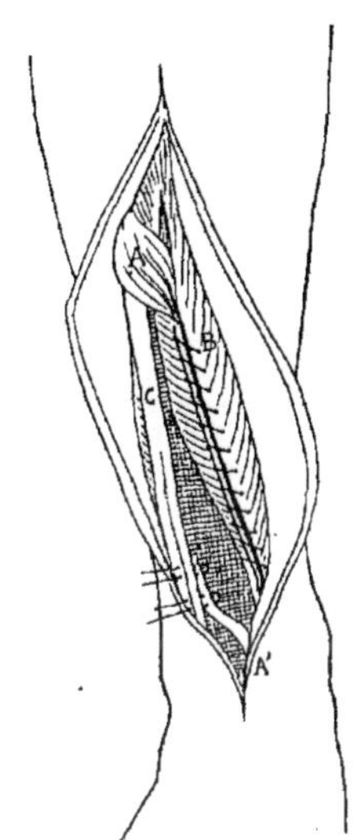

Fig. 8. — Les lettres ont toujours la même signification. Le surjet qui rapproche les lèvres de la gouttière du jambier antérieur est terminé. A la partie supérieure de la figure, on voit le bout central du muscle extenseur propre pénétrer dans cette gouttière. A la partie inférieure, on peut remarquer que le bout tendineux périphérique de l'extenseur propre a été suturé au tendon de l'extenseur commun.

ment un avivement, et un ou deux points en **U** assurent le contact des deux muscles.

Il ne reste plus maintenant qu'à fermer la plaie : aponévrose et peau.

La suture de l'aponévrose est pratiquée comme nous l'avons

indiquée par une série de points séparés. Elle est souvent pénible, car l'insertion à l'os est voisine ; et il est difficile de rapprocher les deux lèvres de l'incision. Cette difficulté existe surtout au niveau de la partie moyenne, là où le nouveau muscle ainsi formé a le plus d'épaisseur ; et même dans bien des cas, il est impossible de faire un affrontement exact.

La suture de la peau sera pratiquée avec des points séparés ou un surjet.

L'appareil plâtré maintiendra le pied en flexion sur la jambe, avec forte élévation du bord interne.

II. — *Suppléance du muscle jambier antérieur par le muscle extenseur commun.*

Anatomie. — Le *long extenseur commun* appartient au type semi-penniforme, son tendon apparaît à la partie moyenne de la jambe et reçoit alors les fibres musculaires sur son bord postérieur. Le muscle dans son ensemble est fortement aplati transversalement. En arrivant au ligament annulaire, quelquefois plus haut, le tendon se divise en deux parties : une externe et une interne ; le muscle lui-même est parfois aussi divisé en deux portions : une interne (deuxième et troisième orteils), une externe (quatrième et cinquième orteils); assez souvent nous avons observé la division en trois faisceaux. Exceptionnellement le muscle est divisé en quatre faisceaux (MORESTIN).

Les branches artérielles pénètrent toutes dans le muscle près de ses insertions.

Le nerf de l'extenseur commun naît du tibial antérieur au moment de son passage sous ce muscle. Il se dirige en bas et en dedans et pénètre, presque immédiatement après sa naissance, dans le corps charnu.

Technique opératoire. — L'incision cutanée est faite comme précédemment suivant une ligne parallèle à la crête tibiale, mais plus en dehors de celle-ci que pour l'anastomose avec l'extenseur propre.

Sa longueur sera la même, et il faudra opérer avec précautions la section de la peau et du tissu cellulaire sous-cutané pour ne pas blesser le nerf musculo-cutané, qui une fois isolé, sera recliné en dehors.

L'aponévrose est fendue dans toute la longueur de la plaie, en bas sur le muscle extenseur propre et dans le haut sur l'interstice entre le jambier antérieur et l'extenseur commun.

Le jambier antérieur est fendu en gouttière suivant le procédé indiqué plus haut.

Le chirurgien se reporte ensuite sur le tendon de l'extenseur commun, qui, à la partie inférieure, est comme nous l'avons vu divisé ordinairement en deux ou même trois faisceaux.

On choisit suivant la grosseur de ces faisceaux tendineux, et des faisceaux musculaires qui leur font suite, un ou deux faisceaux internes que l'on prend dans une pince de Chaput à leur partie inférieure. On sectionne alors ces tendons après avoir mis une pince sur leur bout périphérique.

Le dédoublement du corps musculaire correspondant à la portion tendineuse isolée est fait à la sonde cannelée ; ordinairement il est facile. Comme ces faisceaux sont le plus souvent nettement distincts, il est inutile dans la grande majorité des cas de pousser très loin ce dédoublement.

Les autres temps de l'opération sont les mêmes que pour l'anastomose de l'extenseur propre avec le jambier antérieur. Seulement les bouts périphériques des faisceaux isolés de l'extenseur commun, sont réunis à la partie inférieure tendineuse du ou des faisceaux restants, et cette réunion est nécessaire pour assurer l'extension des orteils correspondant aux faisceaux transposés.

III. — *Suppléance du triceps paralysé par double anastomose (jambier postérieur et long ou court péronier latéral).*

Anatomie. — *Le muscle jambier postérieur* a un aspect nettement bipenné ; ses fibres charnues se répartissent en deux groupes : un interne, où leur direction est oblique en bas et en dehors, et un externe, où elle est oblique en bas et en dedans. Ces fibres convergent pour s'insérer sur les faces latérales d'une aponévrose sagittale. Cette aponévrose s'épaissit de plus en plus, et forme un tendon qui se dégage d'abord à la partie moyenne de la face postérieure du muscle, puis devient ensuite complètement libre.

Les branches artérielles pénètrent toutes soit par la face profonde du muscle, soit très près de ses insertions.

Le filet nerveux destiné au jambier postérieur venu du tibial postérieur, suit d'abord la face postérieure du muscle et le pénètre au niveau de sa partie moyenne. Dans l'intérieur du corps musculaire, il ne s'épanouit pas de suite, et peut même être suivi jusqu'au niveau du tendon.

Le muscle long péronier latéral a la forme d'un prisme quadrangulaire irrégulier, dont les fibres musculaires descendent presque verticalement en bas pour s'insérer sur une lame tendineuse à direction sagittale. Cette lame tendineuse se dégage à l'état de tendon à l'union des trois quarts supérieurs et du quart inférieur du péroné. Ce tendon devient peu à peu cylindrique et continue à recevoir, par sa partie postérieure, des fibres charnues jusqu'à 5 ou 6 centimètres de la malléole externe.

Les branches artérielles pénètrent presque toutes par la face profonde du muscle.

Le nerf du long péronier latéral naît du nerf musculo-cutané ; ordinairement il existe deux filets : un supérieur, un inférieur plus volumineux qui naît à la sortie du canal musculaire. Ce dernier filet descend sur la face interne du muscle, puis la pénètre, mais peut être suivi, quelquefois, dans l'intérieur de la masse charnue jusqu'au tendon. Mentionnons simplement ce fait que 18 fois sur 25 cas nous avons vu nettement deux filets supérieurs au lieu d'un seul ; chacun de ces filets, nés le plus souvent du sciatique poplité externe, se distribuant à un des faisceaux d'origine du muscle.

Le *muscle court péronier latéral* jette d'abord ses fibres musculaires, qui ont une direction fortement oblique en bas, sur les deux faces d'un tendon aplati qui se dégage à la partie inférieure de la jambe. A partir de cet endroit, les fibres ne s'insèrent plus que sur la face interne et les bords du tendon, mais vont jusqu'à la gaine tendineuse. Dans son ensemble il va d'abord en grossissant, s'effile et de penniforme il devient semi-penniforme.

Les artères, qu'elles soient nées des artères musculaires externes ou des branches postérieures des péronières, après traversée du fléchisseur propre entrent toutes par la face profonde.

Le nerf du court péronier latéral naît du musculo-cutané à l'intérieur ou à sa sortie du canal musculaire que lui forme le long péronier latéral, ou d'un tronc commun avec le nerf de ce dernier. Le nerf descend entre les deux muscles péroniers et envoie une série de filets sur la face externe du court péronier. Quelquefois il envoie aussi des filets à la face interne du long péronier, c'est principalement lorsqu'il existe un tronc commun pour les deux nerfs péroniers, car dans ce cas le nerf du long péronier est ordinairement très grêle.

Technique opératoire. — L'incision cutanée se fera sur la ligne médiane postérieure ; en bas, elle dépassera l'insertion osseuse du tendon d'Achille sur le calcanéum ; en haut, elle atteindra le milieu du mollet.

En pratiquant les incisions, on évitera de blesser la veine saphène externe, ainsi que le nerf saphène externe qui est en dehors de la veine. Dans la partie inférieure de la plaie, on peut rencontrer également quelques rameaux nerveux venus du nerf tibial postérieur (rameaux calcanéens et rameau cutané plantaire).

Il est souvent utile, et quelquefois même nécessaire, de pratiquer des débridements latéraux ; pour cela, au niveau de la base des malléoles, on mène à droite et à gauche jusqu'à la pointe de la malléole, à un demi-centimètre au-dessous de cette pointe, une incision libératrice (fig. 9).

Lorsque la jambe est grasse, que l'on opère sur un sujet âgé, l'incision que nous avons indiquée, même avec les débridements latéraux peut, mais cependant d'une façon exceptionnelle, ne pas suffire. Dans ce cas, on pourrait avoir recours à deux incisions parallèles et verticales, passant chacune à égale distance de la malléole et du bord du tendon d'Achille correspondants. L'incision externe serait faite alors avec beaucoup de précautions pour ne pas blesser la veine et le nerf saphènes externes. Mais, nous le répétons, ce n'est que dans des cas exceptionnels qu'on pourra avoir besoin d'employer un tel procédé.

On peut être autorisé à ne pas prolonger l'incision médiane plus bas que la ligne joignant la base des malléoles. De ce point on fait partir les deux incisions latérales, d'où formation d'un lambeau cutané triangulaire à base inférieure, que l'on dissèque et que l'on rabat jusqu'au calcanéum.

L'aponévrose jambière postérieure est fendue le long du bord externe du triceps. Puis on fend de même la cloison intermusculaire postéro-externe qui recouvre les péroniers et on met ces muscles à nu.

Le pied est alors placé en extension sur la jambe et en rotation en dehors de façon à relâcher les péroniers. Le long péronier latéral est alors reconnu et une pince placée sur son tendon l'attire le plus possible hors de sa coulisse ostéo-fibreuse. On procède alors au dédoublement de ce muscle, dont les fibres très obliquement descendantes sur le tendon se laissent facilement isoler.

Ce dédoublement sera pratiqué avec beaucoup de soin, car on rencontre souvent dans l'intérieur du corps musculaire le filet nerveux venu du nerf musculo-cutané et destiné à ce muscle, qui est entré par la face interne, et qu'il y a intérêt à ne pas blesser. Ce dédoublement terminé, la portion adhérente du tendon étant séparée au ras de la coulisse, le segment ainsi mobilisé doit être inclus dans le tendon d'Achille.

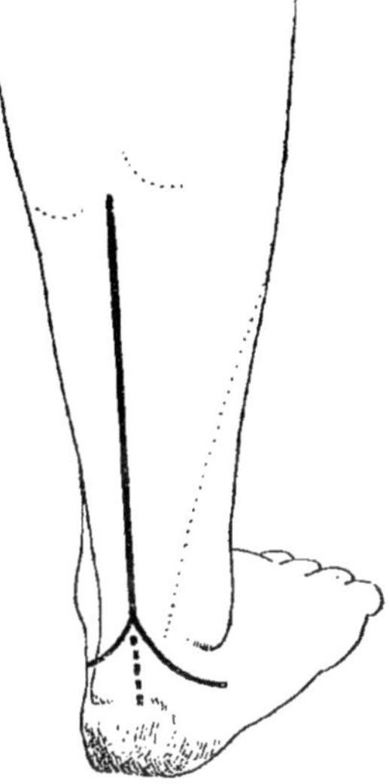

Fig. 9. — Incision postérieure médiane, avec deux débridements latéraux. — La ligne pointillée figure l'extrémité inférieure de l'incision médiane, qu'il est permis de ne pas faire dans certains cas, où on a assez de jour en rabattant le lambeau inférieur ainsi formé.

Ce segment passera bien entendu, au-dessous de la veine et du nerf saphènes externes.

Le tendon d'Achille est alors fendu le long de son bord externe suivant un plan frontal, pour former une gouttière destinée à inclure le segment péronier. Cette gouttière descendra jusqu'à l'insertion calcanéenne et à ce niveau le périoste sera décollé sur une petite étendue. Le segment péronier sera fixé dans cette gouttière à l'aide des pinces de Chaput, et son extrémité inférieure sera attirée jusqu'au calcanéum, le pied étant mis alors dans l'extension directe. Si on a eu soin de bien attirer le tendon péronier hors de sa coulisse avant de le dédoubler, cette mise en place n'offre pas de difficulté, car le segment isolé sera assez long.

Il ne reste plus alors qu'à placer les sutures, mais il est préférable de pratiquer auparavant le dédoublement du jambier postérieur.

On se reporte sur le bord interne du tendon d'Achille, et l'on fend l'aponévrose superficielle postérieure le long de ce bord, qui est alors ainsi mis à nu. Un écarteur placé sur le tendon, l'attire en dehors. L'aponévrose profonde, ainsi largement découverte, est incisée suivant une ligne parallèle au bord interne des vaisseaux et nerf tibiaux postérieurs. Ce paquet vasculo-nerveux est isolé avec précaution et confié à un écarteur qui l'attire en dehors avec le tendon d'Achille.

Le jambier postérieur est alors dénudé avec soin, et il ne faut pas oublier dans ce temps que, dans certains cas, le nerf du jambier postérieur longe sur une certaine étendue sa face postérieure avant de pénétrer.

Il est souvent nécessaire de placer un deuxième écarteur qui attire le muscle long fléchisseur commun en dedans. Dans quelques cas, on se trouve dans l'obligation de sectionner l'insertion inférieure de l'arcade d'insertion (inconstante d'ailleurs) du long fléchisseur propre, sous laquelle s'engage le jambier postérieur.

Le muscle est dénudé ; avec une pince de Chaput, on tire sur le tendon inférieur, tandis que l'aide, tout en maintenant le pied en extension forcée le porte le plus possible en dedans. Ce muscle étant bipenné, ses fibres aboutissant en dedans et en dehors sur les parties latérales d'un tendon élargi en haut qui s'arrondit ensuite, rien n'est plus facile que d'en pratiquer le dédoublement ; il est nécessaire de se rappeler cependant que dans quelques cas le nerf après sa pénétration dans le muscle ne s'épanouit pas de suite, mais descend sur une certaine longueur, voire même jusqu'au voisinage du tendon. Il faut dans ce cas éviter de le léser. Le tendon étant lui aussi dédoublé, et sectionné, le segment musculo-tendineux ainsi isolé, est alors saisi par une pince de Chaput à sa partie inférieure.

Sur le bord interne du tendon d'Achille, on pratique une fente semblable à celle du côté externe et destinée à loger le segment du jambier postérieur. Cette fente descend jusqu'au calcanéum et est associée à un léger décollement du périoste à ce niveau. Dans cette fente, on place le segment isolé du jambier postérieur et on l'y maintient à l'aide de pinces de Chaput.

Le pied est alors ramené dans l'extension directe. Il ne reste plus qu'à pratiquer les sutures de chaque côté.

Ces sutures consisteront en deux ou trois fils en **U** et en surjet réunissant les lèvres de la gouttière du tendon d'Achille. Mais il faut passer un point comprenant le périoste décollé, le segment anastomosé et le tendon d'Achille.

Il est inutile de suturer avec soin les lèvres de l'incision de l'aponévrose jambière; d'ailleurs, dans la grande majorité des cas, cette suture est impossible.

Le pied sera immobilisé en extension forcée.

Remarque. — La structure bipennée du jambier postérieur est presque toujours nette, mais malgré cela, le dédoublement tel que nous venons de le décrire, risque beaucoup de déchiqueter le corps musculaire qui n'est jamais très volumineux. Il est préférable, si on a pu mettre le jambier postérieur suffisamment à nu d'introduire une sonde cannelée à mi-hauteur environ du corps ·charnu, de la mener avec précaution dans un espace interfasciculaire jusqu'au tendon, et, là, commencer le dédoublement de ce dernier, de façon à laisser la moitié postérieure de celui-ci adhérente à la partie supérieure du muscle, la moitié antérieure étant en connexion avec la portion inférieure. Le faisceau supérieur est ·isolé par section de la moitié correspondante du tendon, à la partie inférieure de la plaie, et c'est ce segment qui est porté sur le tendon d'Achille.

Quant au dédoublement du long péronier latéral, il ne peut se faire suivant les règles ordinaires exposées plus haut. Le tendon dédoublé, on taille plus ou moins en plein tissu musculaire; si l'on voulait pratiquer un véritable dédoublement de ce muscle, il faudrait le mettre à nu sur une trop grande hauteur. On doit donc se contenter d'assurer l'élévation du talon, en même temps que l'action propre du long péronier latéral, sans espérer une différenciation des deux segments péroniers. Il faut prendre bien soin, en pratiquant l'adossement des segments musculo-tendineux, que leur longueur soit telle, que l'extension du pied se termine, ou soit près d'être terminée lorsque l'action du péronier sur le bord externe du pied se fera sentir. Sans cette précaution, dans la marche le pied se trouverait amené en valgus équin.

Il y aurait avantage à dédoubler le muscle court péronier latéral ce qui est plus facile, mais là encore la structure de ce muscle ne permet pas de le diviser sans modifier beaucoup celle-ci. Quant à prendre ce muscle en entier, son action comparée à celle du jambier postérieur dédoublé serait prépondérante, et risquerait d'attirer le talon en haut et en dehors.

C'est pour ces raisons qu'il vaut mieux, lorsque la chose est possible, faire suppléer le triceps paralysé, par les muscles fléchisseur propre et court péronier latéral.

IV. — *Suppléance du triceps sural paralysé par les muscles long fléchisseur propre du gros orteil et court péronier latéral.*

Anatomie. — *Le muscle long fléchisseur propre du gros orteil* possède des fibres charnues qui forment deux groupes, un interne et un externe. Ces fibres, obliques en bas, s'insèrent sur une lame aponévrotique qui occupe presque toute la hauteur du muscle ; cette aponévrose se rétrécit, s'épaissit de plus en plus en descendant et se change en un tendon résistant. Le corps charnu dans son ensemble a l'aspect d'un muscle bipenné.

Le long fléchisseur propre est irrigué par des branches venues de l'artère péronière ; soit de l'artère péronière même, soit de sa branche, l'artère péronière postérieure. Les branches nées de l'artère péronière sont les branches postérieures qui naissent de l'artère quand celle-ci s'est engagée sous le muscle. Quelques-unes de ces branches traversent le muscle en lui abandonnant des rameaux, contournent le bord postérieur du péroné et se terminent dans les muscles péroniers latéraux ; une de ces branches fournit ordinairement l'artère nourricière du péroné.

Presque constamment, d'après nos injections, la partie inférieure du muscle est irriguée par une branche venue à ce niveau de l'artère tibiale postérieure.

Le nerf du long fléchisseur propre né du tibial postérieur accompagne d'abord les vaisseaux péroniers et gagne la face antérieure du muscle. Il est ensuite séparé des vaisseaux péroniers par l'aponévrose du jambier postérieur (Soulié). Quelquefois un deuxième rameau plus grêle va s'étaler derrière le muscle dans lequel il s'enfonce par le bord interne (Soulié).

Pour le muscle *court péronier latéral*, voir plus haut.

Technique opératoire. — L'incision sera faite sur la ligne médiane et sera comprise dans le tiers inférieur de la jambe. Une incision unique allant jusqu'à l'insertion osseuse du tendon d'Achille ne serait pas suffisante pour mener à bien la dénudation des tendons du fléchisseur propre et du court péronier latéral. Il y a avantage à procéder ainsi : une incision verticale aura comme limite inférieure une ligne passant par la base des malléoles. De ce point terminal partiront deux lignes courbes, une interne, une externe qui contourneront les malléoles en passant à un travers de doigt environ de celles-ci et qui s'arrêteront juste au-dessous des pointes malléolaires (fig. 9).

En pratiquant ces incisions il faudra éviter de blesser : en haut, au commencement de l'incision, en bas près de la malléole externe, la veine et le nerf saphènes externes. En bas et vers la malléole interne se trouve le rameau calcanéen du nerf tibial postérieur, mais la section des filets de ce nerf ordinairement épanoui en ce point, est pour ainsi dire inévitable ; il n'y a que lorsque le tronc est encore constitué qu'il est possible de le dénuder sans le léser, mais cela est rare. D'ailleurs la section de ces rameaux paraît être sans importance.

L'incision cutanée a ainsi la forme d'Y renversé (ʎ). L'angle cutané circonscrit à la partie inférieure est alors séparé du tendon d'Achille et rabattu jusqu'au niveau de sa base qui correspond à peu près à l'insertion calcanéenne du triceps.

L'aponévrose postérieure superficielle est alors fendue en dedans et en dehors, sur les bords du tendon d'Achille, qui se trouvent ainsi mis à nu.

Le chirurgien se porte en dehors, fend la cloison aponévrotique qui recouvre les péroniers, les met à nu à ce niveau et les reconnaît. Le tendon périphérique du court péronier latéral est fortement attiré avec une pince hors de sa gaine, tandis que l'aide met le pied en varus équin. Son tendon est alors sectionné très obliquement, de manière à donner au bout visible du tendon périphérique une longueur d'au moins deux travers de doigt. Une pince est mise sur ce bout périphérique pour le repérer ; il en est de même pour le bout central. Le pied est remis en extension directe.

Le tendon d'Achille est ensuite fendu en gouttière sur son bord externe, gouttière destinée à loger le segment du court péronier latéral.

Le chirurgien se reporte en dedans et attaque l'aponévrose profonde avec le bistouri, au niveau du paquet vasculo-nerveux ; ce paquet vasculo-nerveux une fois mis à nu est récliné fortement en dedans. Le muscle fléchisseur propre est alors dénudé, son tendon pris dans une pince est fortement attiré hors de la plaie, tandis que l'aide met le pied en extension et rotation interne. Le tendon de ce muscle est coupé très obliquement, comme il a été fait pour le muscle court péronier latéral. Une pince est mise sur chacune des extrémités tendineuses.

Le tendon d'Achille est fendu sur son bord interne, de la même manière que le bord externe ; il est inutile que les deux gouttières latérales occupent plus d'un tiers de la largeur de ce tendon.

Le pied est de nouveau remis en extension directe.

On place dans chacune des gouttières du tendon d'Achille le segment musculaire qui lui est destiné, et on l'y maintient, en bonne position, avec des pinces de Chaput, le temps nécessaire à pratiquer la suture. Cette suture sera faite par des anses en U, et l'on pourra passer un surjet pour fermer complètement les lèvres des gouttières tendineuses.

Le bout périphérique du muscle fléchisseur propre est suturé, après avivement avec le muscle fléchisseur commun ; le bout périphérique du court péronier latéral est suturé de même avec le long péronier latéral.

On peut essayer de refermer les aponévroses, mais c'est ordinairement difficile, et de plus inutile. La plaie cutanée est réunie comme dans les cas précédents.

Le pansement une fois appliqué, le pied est mis en hyperextension dans une gouttière plâtrée.

V. — *Suppléance du triceps sural paralysé par le seul muscle long fléchisseur propre du gros orteil.*

Anatomie. — Voy. plus haut.

Technique opératoire. — Incision le long du bord interne du triceps, étendue du calcanéum à la moitié du mollet.

L'aponévrose jambière postérieure est fendue dans toute la hauteur de la plaie cutanée et le bord interne du muscle est ainsi mis à nu.

Un écarteur placé sur le bord interne attire le triceps en dehors. Le feuillet profond de l'aponévrose est fendu, et le paquet vasculo-nerveux tibial postérieur est isolé, comme précédemment.

Un deuxième écarteur est placé sur le paquet vasculo-nerveux et l'attire en dedans. Le fléchisseur propre apparaît nettement dans le fond de la plaie. On le reconnaît et une pince de Chaput appliquée sur son tendon l'attire fortement hors de la plaie, le pied étant mis par l'aide en extension forcée. Le tendon est alors coupé très obliquement, le bistouri ne sortant qu'à la partie toute inférieure de la plaie, de façon à donner à la portion centrale ainsi isolée le maximum de longueur. Une pince est placée avant section complète sur le bout périphérique, pour l'empêcher de filer dans sa coulisse ostéo-fibreuse.

La face postérieure du muscle fléchisseur propre et son tendon sont ensuite avivés avant de pratiquer la suture avec le tendon d'Achille. Ce tendon est fendu dans le sens sagittal, sur sa face antérieure, et dans la moitié de son épaisseur, pour former une gouttière où sera logée l'extrémité du segment du fléchisseur propre. Cette gouttière descend jusqu'au calcanéum, et au niveau où elle atteint l'os, le périoste est décollé sur une certaine étendue. Avec des pinces de Chaput on fixe l'extenseur propre dans cette gouttière, de sorte que son extrémité inférieure arrive en contact avec l'os. Un point réunit le périoste et les deux tendons ; au-dessus, deux ou trois points en **U** assurent un contact parfait des surfaces tendineuses.

On peut aussi employer un procédé plus commode qui consiste
à fendre longitudinalement le tendon d'Achille en allant de la face
postérieure à la face antérieure. Cette fente descend jusqu'au
calcanéum et on décolle le périoste à ce niveau. A l'aide d'une
pince on attire le muscle à travers cette fente, et on l'y suture aux
deux bords par des points en **U**; en bas un point réunit, comme
dans le procédé précédent, le périoste et les deux tendons.

Quant au bout périphérique du muscle fléchisseur propre, il est
suturé, après avivement, au tendon également avivé du long
fléchisseur commun qui est situé plus en dedans. Cette suture est
pratiquée avec deux ou trois points simples, ou avec une ou deux
anses en **U**.

Comme dans le cas précédent, la suture de l'aponévrose jambière postérieure est inutile; on ne la fera que si elle est facile à
exécuter.

La suture de la peau ne présente rien de particulier.

Le pied sera immobilisé en extension forcée.

VI. — *Suppléance du long et du court péronier latéraux paralysés par le triceps sural.*

Anatomie. — Dans le triceps, il faut étudier séparément la structure
des jumeaux et celle du soléaire. Les deux jumeaux ont la même con-
figuration et la même structure; ils constituent deux corps musculaires ovalaires, limités en bas par deux courbes dont l'interne descend plus bas que l'externe. Les fibres constitutives descendent en se
portant en avant avec la face postérieure d'une lame aponévrotique
qui devient le tendon terminal. Cette lame aponévrotique occupe à
peu près toute la face antérieure du muscle; elle commence jusqu'au
niveau de l'insertion condylienne du muscle, et se rétrécit graduelle-
ment; les deux tendons terminaux des jumeaux sont fusionnés entre
eux sur la ligne médiane et la lame aponévrotique qui en résulte va
se fusionner plus bas, environ à l'union inférieure et de la partie
moyenne de la jambe, avec le tendon du soléaire. Normalement on
ne peut obtenir la séparation de ces deux tendons (celui du gastrocnémien et celui du soléaire), qu'à la condition de les sculpter au bistouri dans le tendon d'Achille.

Les fibres charnues du soléaire naissent des deux faces de l'aponévrose d'origine, surtout de sa face postérieure, elles se dirigent toutes
en bas et en arrière. Ces fibres se terminent après un court trajet sur
la face antérieure et sur les bords de l'aponévrose principale de
terminaison, d'abord très large, qui se rétrécit de plus en plus à
mesure qu'on s'éloigne de son origine, mais par contre gagne en
épaisseur, et se confond finalement avec le tendon terminal des
jumeaux. Cette fusion se fait ordinairement suivant une ligne oblique
de haut en bas et de dehors en dedans.

Quant aux fibres charnues nées sur la face antérieure de l'aponévrose d'origine, elles constituent dans leur ensemble un véritable
petit muscle bipenné, indépendant et formé de deux portions sépa-

rées : une interne et une externe. Les fibres parallèles qui forment ces deux portions convergent pour s'insérer sur les faces latérales de l'aponévrose accessoire de terminaison.

Les muscles jumeaux sont irrigués surtout par les artères jumelles (interne et externe). Ces artères les pénètrent et se divisent en :

Rameaux superficiels pour la face postérieure du muscle jusqu'au tendon d'Achille, un rameau se place entre les deux muscles, c'est le rameau satellite de la veine saphène externe ;

Rameaux profonds, dont quelques-uns traversent le muscle et vont alors se terminer dans les muscles poplité, soléaire et plantaire grêle.

Les injections que nous avons pratiquées nous ont donné des résultats un peu différents de la description classique. Les rameaux superficiels et les rameaux profonds existent, mais ils naissent de deux groupes de vaisseaux ayant le même trajet que les nerfs le long de chacun des bords de chaque muscle jumeau, et ces vaisseaux sont également plus rapprochés de la face antérieure du muscle que de sa face postérieure.

Le soléaire est irrigué au point de vue artériel par :

La récurrente tibiale interne qui contourne le bord interne du tibia en traversant les insertions du soléaire ;

La tibiale postérieure et les branches postérieures de la péronière, pour la partie supérieure du muscle ;

Quelques rameaux venus des branches profondes des artères jumelles, et qui ont traversé les muscles jumeaux.

Nous avons souvent constaté que l'artère péronière envoyait une ou deux volumineuses branches qui longent dans l'intérieur du muscle son bord externe et que l'on peut suivre presque jusqu'au tendon d'Achille.

L'innervation du triceps sural peut être ainsi schématisée : un nerf pour chacun des jumeaux, un nerf pour le soléaire avec un filet accessoire pour ce dernier.

Le nerf du jumeau externe naît du sciatique poplité interne, pénètre avec les vaisseaux dans le muscle près du bord supéro-interne. Il se divise dans l'intérieur du muscle en trois ou quatre branches, qui se répartissent comme les vaisseaux en deux groupes suivant chacun un des bords ; il est possible de les suivre presque jusqu'en bas ; la branche interne est plus volumineuse et plus longue que la branche externe.

Le nerf du jumeau interne naît du nerf sciatique poplité interne, s'enfonce en compagnie des vaisseaux dans le muscle par sa face antérieure, près de son bord supéro-interne.

Une fois pénétré dans l'intérieur du muscle, le nerf, comme les vaisseaux qui l'accompagnent, se divise en deux branches ou deux groupes de branches qui descendent chacun le long d'un bord, et on peut suivre ces filets nerveux presque jusqu'au voisinage du tendon. Ces branches sont toujours plus rapprochées de la face antérieure du muscle que de sa face postérieure ; et la branche interne, par rapport à l'axe, comme pour le jumeau externe, est ordinairement la plus volumineuse.

Le nerf principal du soléaire vient lui aussi du sciatique poplité interne. Il pénètre dans le soléaire près de l'arcade fibreuse après s'être divisé en plusieurs rameaux.

Le nerf accessoire du soléaire vient du tibial postérieur, soit directement, soit indirectement.

Voici, d'après les dissections que nous avons faites, comment se comportent les différents rameaux destinés au soléaire :

Le rameau principal se divise au-dessus de l'arcade du soléaire en cinq ou six branches. Ces branches se répartissent en trois groupes : un interne, un externe, un médian. Le groupe interne n'est souvent représenté que par une seule branche assez longue et assez grosse, qui est bientôt rejointe par un groupe de vaisseaux ayant pénétré par la face antérieure du muscle ; vaisseaux et nerf descendent le long du bord interne, très loin, jusqu'au tendon.

Le groupe médian longe l'aponévrose médiane du soléaire en dedans de laquelle il est placé. Le groupe externe est ordinairement formé d'un seul filet, très grêle.

Tous ces rameaux nerveux sont situés plus près de la face postérieure du muscle que de la face antérieure. Les branches fournies par le rameau accessoire sont au contraire proches de la face antérieure.

Le rameau accessoire naît soit d'un tronc commun avec le nerf du jambier postérieur, soit avec celui du long fléchisseur commun des orteils. Il pénètre en général à deux ou trois travers de doigt au-dessous de l'arcade du soléaire, dans la face antérieure du muscle ; il est accompagné par un groupe de vaisseaux. Une fois dans le corps musculaire il se divise en filets internes, médians, externe, que l'on peut suivre très bas.

Technique opératoire. — Nous avons eu l'occasion une fois de faire cette suppléance, mais nous avions employé le procédé de Drobnik, dédoublement du tendon d'Achille et d'une portion des musles gastrocnémiens et soléaire ; le résultat obtenu consista seulement en une amélioration, mais pas en une guérison parfaite.

Si nous avions de nouveau cette intervention à pratiquer, nous aurions recours à un procédé analogue à la modification que Winkelmann a proposée à son procédé opératoire, c'est-à-dire, charger les muscles jumeaux d'accomplir le mouvement des péroniers paralysés. Voici la technique qui nous semble la plus recommandable :

L'incision cutanée sera pratiquée le long d'une ligne verticale passant au niveau de la base des malléoles, à égale distance du bord externe du tendon d'Achille et du bord postérieur de la malléole externe. Cette ligne croise donc en haut le bord externe du triceps. Elle aura pour limite supérieure le milieu du mollet, et en bas elle descendra jusqu'à un centimètre au-dessous de la ligne réunissant les pointes des malléoles. Cette incision croise le nerf et la veine saphêne externes qu'il faut isoler au niveau où ils sont ainsi mis à découvert et confier à un écarteur qui servira à les attirer en dedans ou en dehors suivant les besoins.

On peut aussi avoir recours à l'incision médiane postérieure. mais avec débridement latéral externe (fig. 10).

L'aponévrose jambière postérieure, après écartement des lèvres de la plaie cutanée, sera fendue le long du bord externe du triceps, de manière à mettre ce dernier à nu. Avec une sonde cannelée on sépare ensuite les jumeaux du soléaire jusqu'à la réunion des deux corps musculaires. On attire alors fortement le tendon d'Achille dans la plaie avec une pince et l'aide met le pied en extension forcée.

Il s'agit de séparer dans le tendon d'Achille les fibres tendineuses appartenant aux gastrocnémiens de celles dépendant du soléaire. Or cette séparation est tout à fait artificielle, c'est un dédoublement suivant le plan frontal, et on le pratiquera au bistouri, de façon à isoler ainsi une lame tendineuse qui sera séparée du reste du tendon au niveau de la partie inférieure de la plaie.

L'aponévrose qui recouvre les muscles péroniers est alors fendue par une incision verticale, et ces muscles mis à nu dans toute l'étendue de la plaie, ou tout au moins dans sa moitié inférieure. On isole avec soin le court péronier latéral, et le long péronier latéral.

Avec un écarteur l'aide tire en dehors le tendon du long péronier latéral, de manière à bien montrer le muscle court péronier. Ce dernier, dont la face ainsi mise à nu présente son tendon aplati, est saisi par une pince à sa partie inférieure, pour le

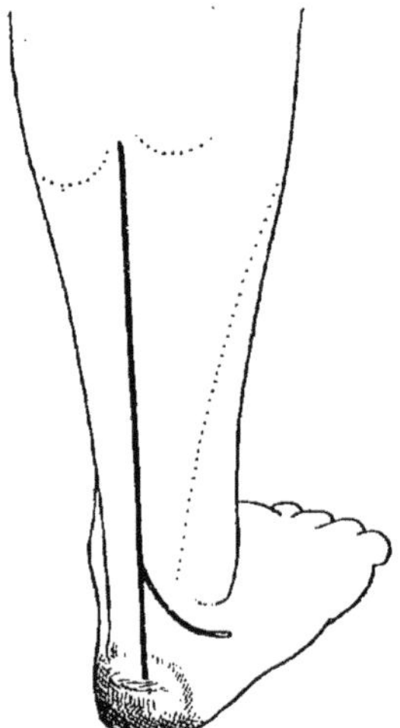

Fig. 10. — Incision médiane postérieure, avec débridement latéral externe.

tendre et permettre de le fendre longitudinalement dans la moitié de son épaisseur. On a ainsi formé une gouttière à bords tendineux et à fond musculaire. Avec quatre pinces de Chaput (deux en haut, deux en bas), on tire sur les bords de cette gouttière de manière à étaler ainsi le muscle.

Le tendon du long péronier est alors lâché par l'écarteur et pris, au niveau de sa partie inférieure, dans une pince qui permet de le tendre. On le dédouble alors dans la moitié seulement de son épaisseur, et on l'étale, de manière à transformer à ce niveau ce tendon cylindrique, en une lame tendineuse. On l'avive encore en frottant ses faces avec le tranchant d'un bistouri.

Avec une pince, passée entre la lame tendineuse superficielle du long péronier latéral, et le muscle court péronier étalé, profondément, on saisit le bout terminal du tendon isolé des gastrocnémiens et on l'attire entre ces deux muscles. Mais on a soin de faire exécuter à la pince, de droite à gauche, un demi-tour sur elle-même, de manière à ce que, dans sa partie inférieure du moins,

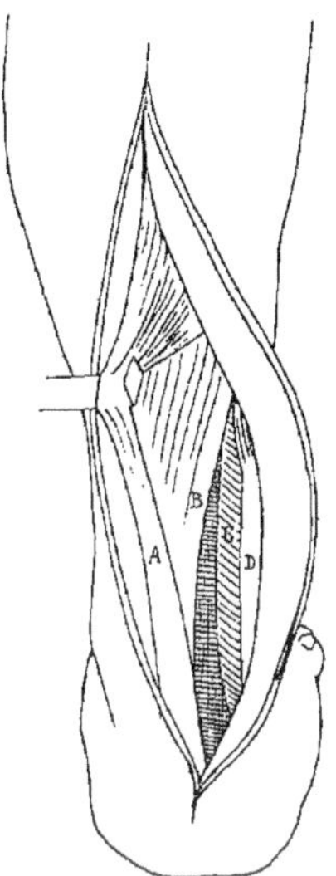

Fig. 11. — A, tendon isolé du muscle gastrocnémien; B, tendon isolé du muscle soléaire; C, muscle court péronier latéral; D, muscle long péronier latéral. — Le tendon du gastrocnémien a été isolé artificiellement et se trouve soulevé et attiré en dedans par un écarteur.

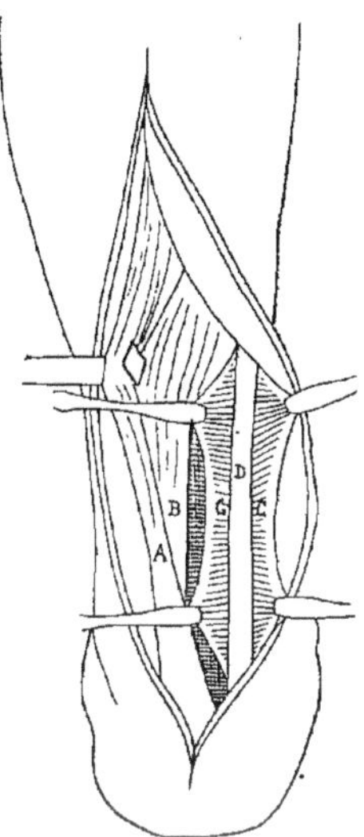

Fig. 12. — Les lettres A, B, C, D ont la même signification que dans la figure 5. Le muscle court péronier latéral a été creusé en gouttière, et cette gouttière est étalée par quatre pinces; dans le milieu passe le tendon avivé du long péronier latéral.

la face antérieure du tendon des gastrocnémiens soit devenue postérieure, en d'autres termes, que sa face postérieure repose sur le court péronier, tandis que sur sa face antérieure reposera le tendon du long péronier.

Cette torsion a pour but de diminuer les adhérences entre les tendons du soléaire et des gastrocnémiens. En retournant ainsi le tendon de ces derniers muscles, on met en présence de la face postérieure du tendon soléaire la face postérieure non avivée du tendon gastrocnémien.

Le Roy des Barres.   6

Le pied est alors mis par l'aide en hypercorrection, et des pinces de Chaput maintiennent en place ces différents segments.

Plusieurs anses de fils en **U** assurent le contact de ces tendons, et un surjet referme par-dessus les lèvres de la gouttière formée aux dépens du court péronier.

Là encore, il est inutile de reformer l'aponévrose postérieure.

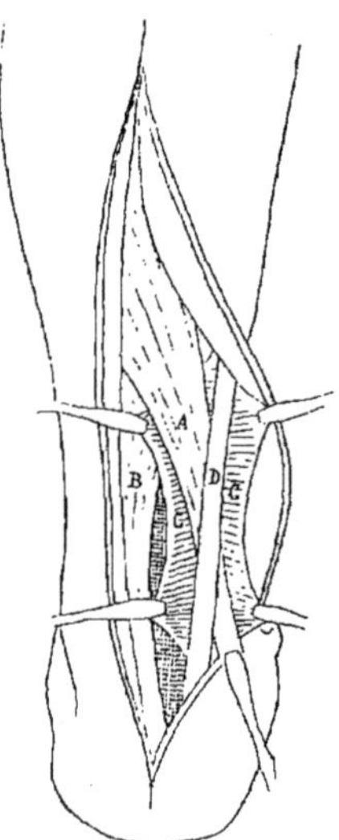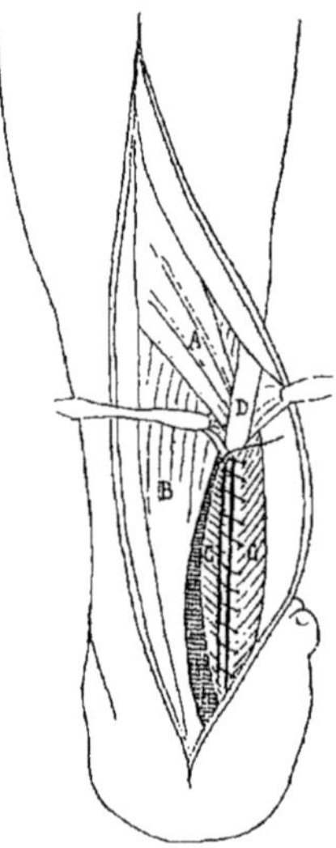

Fig. 13. — Les lettres ont toujours la même signification. Le bout central du tendon du muscle gastrocnémien a été attiré dans la gouttière du court péronier, en avant du tendon avivé du long péronier latéral.

Fig. 14. — A, B, C, D, même signification que précédemment. Les fils en **U** et le surjet ont été posés. A la partie supérieure de la gouttière du muscle court péronier latéral, on voit que le surjet n'est pas encore terminé, ce qui permet de distinguer nettement l'entrée des tendons du gastrocnémien et du long péronier latéral.

Le pied est immobilisé en extension et rotation en dehors.

VII. — *Suppléance d'un muscle de la région antérieure paralysé à l'aide d'un muscle de la région postérieure ou inversement, à travers l'espace interosseux* (procédé de CODIVILLA).

Ce procédé restera toujours un procédé d'exception, car il n'est vraiment praticable que chez les sujets âgés (à cause de la largeur de l'espace interosseux qui est insignifiante chez les enfants); de plus, il ne permet pas un accolement des muscles et des tendons, et ce n'est qu'une simple anastomose tendineuse et non pas une anastomose musculo-tendineuse qui sera ainsi pratiquée.

De plus, sur le ligament interosseux à sa face postérieure s'insère sur toute sa largeur en haut, sur sa partie interne seulement en bas, le muscle jambier postérieur. Il n'est même pas rare d'y voir insérer quelques fibres musculaires du long fléchisseur commun des orteils et du long fléchisseur propre du gros orteil. Ce n'est que dans sa partie inférieure et dans sa moitié externe que l'espace interosseux est libre en arrière, et c'est là seulement qu'il est vraiment possible de l'effondrer pour le faire traverser par un tendon.

De même à sa partie antérieure, ce ligament interosseux n'est libre que dans sa partie inférieure, au-dessous de l'insertion du jambier antérieur. A la rigueur pourrait-on passer entre les insertions du jambier antérieur et celles de l'extenseur propre. Mais les espaces libres en avant et en arrière ne se correspondent donc pas, d'où déjà une légère difficulté technique, et la nécessité de désinsérer un certain nombre de fibres musculaires. Mais il y a bien d'autres défauts à reprocher à ce procédé.

A notre avis, il n'y a que deux muscles postérieurs que l'on puisse avantageusement anastomoser à travers l'espace interosseux, ce sont : le fléchisseur propre du gros orteil et le jambier postérieur; et un muscle antérieur, le jambier antérieur. Dans quelques très rares cas, on pourrait anastomoser aussi de cette manière les péroniers latéraux avec le jambier antérieur ou inversement, sans faire décrire au segment musculo-tendineux un aussi long trajet que celui qu'il accomplit par la voie antérieure.

Mais l'espace interosseux est très peu large ; c'est ainsi que chez l'adulte il va en décroissant de la partie supérieure à la partie inférieure, et qu'il mesure 2^{cm},5 à 3 centimètres dans le tiers supérieur et un demi-centimètre à un centimètre dans le tiers inférieur. Chez l'enfant de six à dix ans, l'espace interosseux n'a que quelques millimètres dans sa partie inférieure, et dans une de nos interventions où nous avions l'idée d'emprunter la force à un muscle postérieur, à la partie moyenne de la jambe l'espace interosseux laissait juste passer le bout d'une sonde cannelée fine. On comprend que, dans ces conditions, le procédé de Coui-villa soit un procédé d'exception.

Malgré tout, la voie postérieure pourra peut-être rendre dans certains cas des services, et voici d'après nos recherches sur le cadavre la technique qui nous a paru la meilleure :

Deux incisions cutanées sont nécessaires, l'une sur la face anté rieure, l'autre sur la face postérieure. Mais sur chacune de ces faces on peut inciser près du péroné ou, au contraire, près du tibia.

Le tibia étant beaucoup plus volumineux que le péroné, le ligament interosseux sera plus facilement accessible du côté externe que du côté interne. Aussi *a priori* les deux incisions pour mettre facilement à nu ce ligament en avant et en arrière, devraient être faites près du bord externe de la jambe. Mais sur la face antérieure il n'y a qu'une seule couche musculaire; de plus, jamais ou presque jamais, on n'aura besoin d'attaquer le ligament en dedans du jambier antérieur; aussi dans la partie restante peut-on évoluer assez facilement, et l'incision sera-t-elle pratiquée au niveau du muscle à anastomoser. Mais à la partie postérieure les conditions sont différentes. Il y a là, en cette région, deux couches musculaires, et par conséquent le ligament interosseux est profondément situé, il faut récliner le premier plan musculaire, puis traverser le deuxième pour arriver sur lui. On peut donc hésiter, et on hésitera plus ou moins suivant la situation du muscle sur lequel on veut intervenir.

On peut, en faisant une incision le long du bord externe du triceps et en écartant fortement ce muscle en dedans, faire passer à travers l'espace interosseux perforé un segment venant des péroniers latéraux, du fléchisseur propre, voire même du jambier postérieur. Mais, pour ce dernier muscle, il y a un grand avantage, si le sujet n'est pas tout jeune, à pratiquer une incision le long du bord interne du triceps.

CODIVILLA, qui, dans quatre cas de pieds bots varus équin, anastomosa le muscle jambier postérieur avec les muscles antérieurs à travers l'espace interosseux, a eu recours à deux incisions. L'une antérieure, le long du bord antérieur du péroné, l'autre postérieure pour mettre à nu le muscle postérieur à anastomoser (le jambier postérieur dans les cas qu'il rapporte).

CHAPITRE VII

ACCIDENTS ET COMPLICATIONS

Si le chirurgien a pris toutes les précautions d'asepsie nécessaires, s'il a appliqué l'appareil plâtré avec soin, les suites opératoires sont des plus simples et au premier pansement la réunion
doit être obtenue. Mais cependant, on a observé un certain
nombre d'accidents qu'il faut mentionner.

Il suffit de citer la *suppuration* qui peut envahir la plaie opératoire, et les fistules que l'on peut observer à la suite de l'infection
par une soie mal préparée ou contaminée. La *non-réunion* de la
plaie cutanée a été observée une fois par MILLIKEN : «... le catgut
s'était résorbé, mais la réunion de la peau ne s'était pas faite par
première intention. Il n'y avait ni pus, ni élévation de température, la non-réunion fut causée par la pression de la gutta-percha
trop serrée. Dix jours après, la plaie était guérie sous un pansement au baume du Pérou. »

La *gangrène de la peau* a été notée dans le cas de NICOLADONI.
L'angle du lambeau cutané devint gangreneux, la perte minime
de substance qui en résulta fut comblée en deux mois.

Des *adhérences* peuvent se former entre le tendon, le muscle et
les tissus voisins (muscles, tendons, aponévroses, peau). Nous
avons vu comment on pouvait éviter la réunion de surfaces musculaires cruentées. Les autres adhérences sont facilement détruites
par un traitement approprié (massage) ; dans un cas de PARRISH il
se fit des adhérences qui furent rompues par une cure d'électricité
et de massage. D'ailleurs, ces adhérences au moyen du tissu cellulaire sont la règle ; elles sont en général peu étendues, et cèdent
facilement. Elles expliquent le fait suivant : aussitôt l'appareil
enlevé les premiers mouvements obtenus par l'excitation électrique, au niveau du segment transposé, sont très faibles et quelquefois même c'est à peine si le tendon dessine un léger relief
sous la peau. Après plusieurs séances d'électrisation et de massage, l'amplitude de ces mouvements augmente dans une telle
proportion qu'il est impossible d'admettre une hypertrophie aussi
rapide de ce segment.

Il est donc plus rationnel d'admettre que ce traitement post-opératoire a rompu des adhérences. Quant aux mouvements volontaires, il ne peut en être question ici, car la facilité de plus en plus grande de l'exécution de ces mouvements est due, outre la destruction des adhérences, à des modifications nerveuses qui seront étudiées ultérieurement.

La correction insuffisante est due à une faute technique : mauvaise appréciation dans la longueur donnée aux segments, mauvaise correction au moment de la mise dans la gouttière plâtrée. Dans une observation de Drobnik la correction incomplète était due à la réunion insuffisante de l'aponévrose jambière ; mais, dans ce cas, après l'application d'un appareil plâtré, puis le port d'une chaussure à tuteurs, et enfin après un traitement médical (électricité et massage) suffisamment prolongé, la correction obtenue permettait à son opérée d'apprendre à patiner.

Une nouvelle attaque de paralysie infantile peut survenir, et compromettre par de nouvelles paralysies musculaires le succès d'une première intervention. C'est ce qui se produisit dans le cas de Parnsh, où deux nouvelles attaques de paralysie infantile, rendirent indécis le résultat final de son acte opératoire. Ces reprises atrophiques sont rares, mais existent, et peuvent se produire de quelques mois à dix, vingt, trente, cinquante ans après une première attaque ; on doit donc être prévenu de leur possibilité.

CHAPITRE VIII

OPÉRATIONS COMPLÉMENTAIRES

Dans un certain nombre de cas, le chirurgien est obligé d'associer une autre intervention à l'anastomose musculo-tendineuse. Cette opération complémentaire aura pour but d'agir, suivant le cas, sur les tendons, sur les aponévroses, sur les os. C'est ainsi que pour les tendons, qui seront le plus souvent en cause, on peut se trouver dans l'obligation de les allonger ou de les raccourcir.

C'est justement cette nécessité d'une intervention complémentaire, qui a servi à quelques chirurgiens d'argument contre l'emploi de l'anastomose musculo-tendineuse. Mais les éléments à combattre dans un pied bot paralytique sont si nombreux, qu'il est tout à fait logique d'admettre que, dans certains cas, une seule intervention, telle que l'anastomose musculo-tendineuse, ne saurait suffire à corriger l'attitude vicieuse. Même si, procédant autrement, on avait eu recours à une arthrodèse, il aurait peut-être été nécessaire de pratiquer un allongement ou un raccourcissement tendineux, etc...

Presque tous les chirurgiens qui ont traité des pieds bots paralytiques par les anastomoses musculo-tendineuses, reconnaissent l'utilité et les bons effets des opérations complémentaires.

C'est ainsi que Gocht écrit : « Très souvent, il est nécessaire de pratiquer en même temps un raccourcissement ou un allongement tendineux ; et c'est en combinant ces méthodes dans certains cas, que nous avons obtenu des résultats vraiment bons. »

Ténotomie.

Ce fut pendant longtemps le seul traitement appliqué aux pieds bots paralytiques et ce traitement n'entra en vogue qu'après l'apparition en 1816, du procédé de Delpech (ténotomie sous-cutanée) procédé amélioré par Stromeyer, et vulgarisé en France par Bonnier, Duval et Guérin.

Malgaigne s'éleva contre l'emploi de la ténotomie dans le pied bot paralytique, déclarant qu'il est irrationnel de couper des muscles sains sur un membre à demi paralysé, et que d'ailleurs la récidive est la règle.

Brunswic, parlant de la ténotomie et des opérations plastiques pratiquées sur les tendons dans le cas de paralysie infantile, écrit ceci : « Le résultat opératoire immédiat est toujours excellent et se poursuit pendant plusieurs mois, il peut rester définitif,... si les muscles atrophiés ou plutôt dystrophiés tendent à l'amélioration, mais il arrive aussi, malheureusement, que les espérances sont déçues, la position se conserve sous l'influence de l'appareil dans les jours qui suivent l'opération, puis, après cicatrisation du tendon, celui-ci agit à la façon d'une bande d'arrêt, d'une corde qui s'oppose à la déviation ; mais si les fibres musculaires fixées sur les tendons antagonistes ne reprennent par leur existence et leurs propriétés physiologiques, la lutte n'est pas égale et le tendon, organe passif qui ne peut opposer qu'une résistance mécanique, partant limitée, à la rétraction musculaire constante, se laisse peu à peu distendre, et la difformité se reproduit, c'est une rechute. »

Ainsi d'après cet auteur, les interventions tendineuses ne sont logiques que si les antagonistes reprennent leurs propriétés physiologiques, et c'est justement ce qu'il est possible d'obtenir en pratiquant des transplantations musculaires. Donc on ne saurait blâmer en aucune façon les chirurgiens qui, à l'exemple de Drobnik, pratiqueraient sur pied bot paralytique une ténotomie comme adjuvant de l'anastomose. Drobnik, en effet, dans un cas de valgus traité par l'anastomose de l'extenseur propre avec le jambier antérieur, fut obligé, quelque temps après l'intervention, de pratiquer la section des tendons des péroniers contracturés qui, lorsque l'enfant posait le pied à terre continuaient à prédominer. Cette ténotomie amena une amélioration considérable. Dans un autre cas, ce chirurgien fit la ténotomie du tendon d'Achille quinze jours avant la transplantation.

Rochet (de Lyon), dans un cas de varus équin, anastomosa le jambier antérieur et l'extenseur commun des orteils, et pratiqua la ténotomie du tendon d'Achille rétracté ; quatre mois après cette opération, le résultat était excellent.

Sudaka ne se montre pas partisan de la ténotomie dans ces cas, il la déclare une intervention inutile, et pense qu'il vaut mieux, si la rétraction du tendon d'Achille persiste, et cela n'aurait lieu que dans les pieds bots paralytiques invétérés, faire un allongement tendineux suivant le procédé de Prioleau. Il cite une observation de pied bot talus varus où la section sous-cutanée du tendon d'Achille, du tendon du jambier antérieur et de celui du long péronier latéral, loin d'améliorer la malade, augmenta au contraire les troubles de la marche, et il ajoute qu'avec une greffe musculo-tendineuse, cette malade aurait été très certainement améliorée, sinon guérie. Sur ce dernier point, nous partageons absolument son avis, mais il aurait peut-être été nécessaire de pratiquer une ténotomie comme opération complémentaire, et il est impossible, sur cette seule observation où la ténotomie seule fut employée, de conclure à l'inutilité d'associer dans quelques cas la greffe musculaire et la ténotomie.

Dans une de nos observations, une ténotomie du tendon d'Achille fut pratiquée et quelque temps après une greffe musculaire ; le résultat a été excellent.

Une des grandes objections que l'on a faites à la ténotomie, et à la ténotomie dans le pied bot paralytique en particulier, c'est que les tendons sectionnés ne se régénèrent que très difficilement et souvent pas du tout.

M. JALAGUIER, qui a pratiqué plus de 250 ténotomies a toujours observé la régénération du tendon ; il a vu quelques cas où des ténotomies faites par d'autres chirurgiens n'avaient pas été suivies de régénération, mais le tendon avait été sectionné très bas près de son insertion osseuse, faute de technique sur laquelle insiste beaucoup M. JALAGUIER. Nous avons, dans une de nos observations, rapporté le fait suivant : un tendon d'Achille sectionné quelque temps auparavant a pu être dédoublé pour faire une anastomose ; le tendon était complètement régénéré, la partie néoformée était seulement un peu plus vascularisée que le reste, mais malgré cela fort résistante.

Nous pouvons donc conclure avec DROBNIK, « que l'on pourrait sans doute éviter ces opérations pour ne pas affaiblir les muscles sains en faisant disparaître les contractures par des appareils plâtrés, mais la chose principale est de ménager autant que possible la réunion entre les tendons qu'on vient de pratiquer, c'est pourquoi on est obligé de faire des ténotomies parce qu'on n'est pas sûr que la contracture ne se reproduirait pas. » (PHILIPPOFF.

Peut-on pratiquer des ténotomies sur tous les muscles contracturés? On n'observe, en général, que la rétraction du triceps sural, à cause de la plus grande fréquence de la paralysie des muscles antérieurs et antéro-externe dans les pieds bots paralytiques partiels. Mais *a priori* on ne voit pas pourquoi on ne ferait pas la ténotomie d'un autre muscle contracturé.

Quel procédé faut-il employer pour pratiquer cette ténotomie? Doit-on opérer à ciel ouvert ou faire la ténotomie sous-cutanée. La majorité des auteurs est pour la section à ciel ouvert. BRUNSWIC écrit : « Actuellement la section du tendon peut et doit se faire à ciel ouvert ; ce qui fit le succès de l'innovation de DELPECH, c'était l'innocuité relative des accidents septiques, mais aujourd'hui on peut reléguer le ténotome au musée Orfila et reprendre le bistouri. Les avantages en sont incontestables, on voit ce que l'on fait, ce qui permet mieux que tous les repères possibles, d'éviter la section d'un nerf ou d'une artère ; on coupe méthodiquement en ouvrant la gaine du tendon, mais sans couper complètement cette gaine qui contient dans ses parois les vaisseaux du tendon, c'est-à-dire ses moyens de régénération ; on peut enfin, au besoin, faire séance tenante une manœuvre plus compliquée comme un dédoublement, un racourcissement du tendon... »

M. JALAGUIER est partisan de la section sous-cutanée d'arrière en avant, et pour les raisons suivantes :

1° On fait une plaie linéaire et minima qui est cicatrisée en deux jours au plus.

2° On a le minimum possible de chances d'infection, qui, malgré toutes les précautions, peut toujours se produire.

3° Si l'on tend bien son tendon et si la section porte seulement sur ce qui résiste, on n'a à craindre ni blessure d'un nerf ou d'un vaisseau important, ni section complète de la gaine à la partie postérieure, car, en procédant ainsi, le tendon s'écarte de la couche musculaire profonde et des vaisseaux

4° Dans les nombreuses ténotomies pratiquées de cette façon dans son service, il n'a jamais eu de complication ni d'accident.

Mais ce chirurgien insiste beaucoup sur la nécessité de pratiquer la section haut, à l'union des fibres musculaires et tendineuses, et sur les précautions à prendre dans la confection du pansement. C'est ainsi qu'il recommande, dans ce dernier temps, d'éviter la compression des téguments au niveau de l'écartement des bouts tendineux, compression susceptible de produire le contact entre les deux faces internes de la gaine et de gêner ainsi la régénération du tendon. Aussi faut-il avoir recours à l'artifice suivant pour éviter cette complication : de chaque côté de la section, au delà des limites latérales du tendon, on placera des compresses de gaze aseptique roulée, puis sur la plaie, on posera un fragment de gaze dépliée. Le tout sera recouvert de coton, puis d'une bande sèche de tarlatane, et une gouttière plâtrée corrige la position vicieuse.

Raccourcissement tendineux.

On peut avoir besoin, dans certains cas, de raccourcir un tendon en particulier le tendon d'Achille, étiré, allongé, sous l'influence de la rétraction des muscles antagonistes. Si c'est le tendon sur lequel porte l'anastomose, rien n'est plus facile ; mais si c'est un autre muscle, il faut faire une intervention spéciale.

Ce raccourcissement tendineux a pour but, étant donné un tendon étiré, d'en diminuer sa longueur, et en remettant ainsi le pied en bonne position, de permettre aux fibres musculaires saines, qui peuvent rester, de se contracter plus efficacement, puisque le tendon aura sa longueur physiologique normale.

WILLETT (1880), WALSHAM (1884) supprimèrent un segment du tendon et suturèrent les deux bouts. GIBNEY (1890) pratiqua une incision très oblique du tendon, et fit glisser l'une sur l'autre les deux languettes obtenues, pour les suturer entre elles une fois la correction faite.

Le professeur KIRMISSON fit la même intervention, mais, à l'inverse des chirurgiens précédents, il ne sutura pas le tendon à la plaie cutanée.

Beaucoup d'auteurs ont associé le raccourcissement tendineux à la transplantation ; c'est ainsi, par exemple, que ZANI METAXAS, dans le cas qu'il opéra, raccourcit le tendon de l'extenseur commun en le pliant suivant sa longueur.

Nous n'avons jamais eu l'occasion de voir pratiquer un raccourcissement tendineux dans le cas de pied bot paralytique ; mais, si nous avions à faire cette intervention, voici quel serait notre manuel opératoire : Incision linéaire le long du tendon, et non incision en **Y** (WILLET) ou en **V** (GIBNEY) ; section très oblique du tendon, glissement des languettes jusqu'à obtention d'une correction parfaite ; puis suture des languettes au catgut, réfection de la gaine si possible, suture de la peau et application d'une gouttière plâtrée maintenant la correction.

Allongement tendineux.

Nous ne décrirons pas tous les procédés employés par les auteurs, nous ne mentionnerons que les principaux.

BAYER, ANDERSON, après incision en **Z** du tendon, unissent bout à bout les deux extrémités.

PRIOLEAU fait une section oblique allongée dans le sens transversal et après correction suture les deux segments.

On peut également faire la section obliquement de haut en bas et d'avant en arrière.

HIBBS pratique une section transversale des deux tiers du tendon, puis une section ascendante de 2 à 3 centimètres. A un centimètre environ au-dessus de la terminaison de cette incision ascendante, il fait une nouvelle incision transversale des deux tiers du tendon, mais en partant du bord opposé, puis ensuite incision descendante de même longueur que l'ascendante à laquelle elle est parallèle.

La terminaison de cette incision descendante est donc environ à un centimètre au-dessus de la première incision transversale. Ceci fait, on déplie le tendon, dont la continuité a été ainsi respectée.

Enfin, il existe encore plusieurs autre procédés, tel que celui qui consiste en une série d'incisions transversales incomplètes et alternantes; ou encore celui où l'on désinsère l'insertion osseuse du tendon, pour la reporter plus haut.

Sudaka est partisan de l'allongement tendineux suivant le procédé de Prioleau dans les cas de rétraction tendineuse persistante. Nous préférons l'emploi de la ténotomie sous-cutanée ; cependant si le muscle contracturé était compris dans la plaie opératoire, on pourrait alors l'allonger suivant un des procédés indiqués plus haut, en particulier celui de Prioleau ou de Bayer qui permettent de mesurer exactement la longueur suivant laquelle on doit faire glisser ou tailler les segments tendineux.

Péraire, dans un cas de varus équin paralytique, fit quelque temps après une anastomose musculo-tendineuse, une résection osseuse et un allongement complémentaire du tendon d'Achille par le procédé de Prioleau ; le résultat fut excellent.

Aponévrotomie de J. Guérin. — Opération de Phelps.

Ces interventions nous paraissent ne devoir être qu'exceptionnellement associées à des greffes musculo-tendineuses.

Elles seront souvent remplacées avec avantage par un redressement forcé sous chloroforme ; c'est d'ailleurs ce que conseille Vulpius qui, avant de pratiquer une anastomose musculo-tendineuse, commence toujours par ce qu'il appelle un « redressement plastique », afin de distendre les aponévroses, les ligaments, les tendons rétractés.

Opérations osseuses.

A notre connaissance, il n'existe que le cas de Péraire où la résection de la tête du premier métatarsien fut associée à la greffe musculo-tendineuse.

Mais *a priori*, rien ne s'oppose à ce que dans un pied paralytique justiciable de l'anastomose, mais présentant des déformations osseuses, on ne pratique une intervention complémentaire sur le squelette. Cette intervention pourrait être, suivant le cas, une tarsectomie cunéiforme, une extirpation du cuboïde, une astragalectomie totale ou partielle ; mais dans la grande majorité des cas on aura à pratiquer une intervention atypique. Enfin peut-être dans quelques cas on aura à se poser la question de procéder à une arthrodèse d'une articulation du tarse.

CHAPITRE IX

INDICATIONS. — CONTRE-INDICATIONS
CHOIX DU MUSCLE

Indications.

La grande indication des anastomoses musculo-tendineuses
est l'existence de plusieurs muscles restés sains dans la jambe
frappée de paralysie ; ce genre d'intervention est donc surtout
de mise dans les pieds bots paralytiques incomplets. Nous
avons vu plus haut, en examinant les résultats obtenus par les
différents auteurs, que certains d'entre eux, VULPIUS par exemple
n'ont pas craint de pratiquer des anastomoses dans des cas où il
ne restait qu'un seul muscle sain. De telles interventions ont été
parfois couronnées de succès, mais dans des cas semblables, il ne
faudrait pas demander à l'opération plus qu'elle ne peut donner.
Il faut alors la regarder simplement comme un moyen supérieur à
l'arthrodèse, car elle peut transformer un pied bot paralytique
ballant en un pied fixé secondairement, mais fixé d'une manière
élastique et qui, par suite, peut rendre de grands services. Il sera
d'ailleurs toujours temps de recourir à l'arthrodèse.

Le vrai type de l'indication de la greffe musculo-tendineuse est
la paralysie isolée du jambier antérieur, qui est d'ailleurs fréquente,
ou la paralysie isolée du triceps sural, ou des péroniers, qui est
un peu plus rare.

Une autre règle qu'il importe de suivre est de ne pratiquer l'anastomose qu'avec un muscle sain, et sur un muscle totalement paralysé.
Si on n'observait pas cette règle, on s'exposerait à des déboires. A la
rigueur, si le muscle que l'on veut suppléer présentait quelques
fibres saines, mais que ce muscle à l'état normal accomplisse une
fonction importante dans la statique du pied, on peut pratiquer une
anastomose de suppléance, car on est en droit de supposer que,
même après un traitement médical antérieur bien fait, ce muscle
ne pourrait jamais recouvrer assez de force pour accomplir sa fonction. Mais il importe d'insister sur ce traitement médical antérieur.
Nous avons eu l'occasion d'observer un petit garçon de neuf ans,

R...(Victor), qui depuis l'âge de cinq ans boitait, marchait sur le bord
externe du pied, et ne pouvait accomplir sans grande fatigue une
marche de plus d'une demi-heure. L'examen électrique, comme
le faisait prévoir l'examen clinique, montra qu'il s'agissait d'une
parésie assez accentuée des muscles péroniers latéraux.

Ce petit malade avait suivi depuis deux ans, mais avec de nombreuses intermittences, un traitement médical (massage, électrisation) surveillé par ses parents; et ce traitement n'avait produit
que peu d'amélioration. Après deux mois d'un traitement rigoureu-
sement appliqué par M. le Dr ALLARD, la parésie des péroniers avait
presque complètement disparu, et n'était plus constatable qu'à l'examen électrique; le pied n'était plus dévié; le petit malade courait et
marchait toute la journée.

Pour se rendre compte de l'état des muscles, il est de toute
nécessité de procéder soigneusement à la recherche des mouvements volontaires, et à l'examen électrique des muscles. Nous
aurons d'ailleurs, un peu plus loin, l'occasion de revenir sur ces
méthodes d'exploration.

Contre-indications.

Ces contre-indications tirent leur cause soit de l'état du malade,
soit de certaines conditions qui existent au niveau du membre
paralysé.

Contre-indications tenant à l'état du malade. — Ce sont toutes
les contre-indications des interventions chirurgicales non urgentes
chez les enfants: *débilitation*, *cachexie*, etc. L'*âge* aussi a une
grande importance, on ne peut pas opérer les enfants trop jeunes,
car c'est une opération relativement d'assez longue durée qui
demande de grandes incisions. Enfin chez un sujet jeune les
muscles sont petits d'où une difficulté opératoire considérable, et
il n'a pas été permis de suivre antérieurement, pendant un temps
assez long, un traitement médical dans toute sa rigueur. Nous
discuterons plus loin l'âge auquel on doit pratiquer ces interventions; disons tout de suite que quatre à cinq ans nous paraissent
le minimum.

Contre-indications tenant à l'état du membre paralysé. —
Il est de toute évidence que le *pied bot paralytique total*, ou dans
lequel subsiste un seul muscle peu important au point de vue
fonctionnel, ne saurait devenir un cas de greffe musculo-tendineuse. Mais s'il persiste un muscle puissant, la question peut
alors se poser d'une façon beaucoup plus sérieuse, et même l'intervention peut être couronnée de succès. VULPIUS a publié un cas

des plus intéressants. Il s'agissait d'un pied bot paralytique équin,
où le seul triceps avait conservé sa contractilité. Ce muscle fut
divisé de la façon suivante : un tiers fut anastomosé au muscle
tibial antérieur, un tiers au long péronier et le tiers moyen restant
fut allongé. Le résultat fut excellent, le malade marchait sans
appareil.

Nous-même avons pratiqué des interventions analogues, avec
une amélioration considérable.

Lorsque la paralysie des muscles n'est pas complète, qu'il y a
simplement diminution de la contractilité électrique, il ne faut pas
se presser d'opérer ; il faut soumettre le malade à un traitement
médical rigoureux. De plus, lorsqu'à côté de muscles complètement
paralysés il n'y a pas de muscles entièrement sains, mais des
muscles en partie dégénérés, il ne saurait alors être question
d'anastomose, car dans ces conditions on s'exposerait à des
mécomptes.

Sudaka a donné une excellente formule lorsqu'il a écrit : « L'anastomose musculo-tendineuse n'est donc applicable que dans les
pieds bots paralytiques à la fois incurables et incomplets ; incurables, car les muscles que l'on transplantera doivent être totalement dégénérés ; incomplets, parce qu'il est de toute nécessité
qu'un certain nombre de muscles soient sains. »

Il faut cependant admettre qu'il peut exister quelques excep-
tions à cette règle, mais c'est au chirurgien à décider si dans un
cas donné, un muscle légèrement altéré peut servir à faire une
anastomose, et si dans un autre cas, un seul muscle sain peut suppléer plusieurs groupes de muscles, comme nous l'avons déjà
signalé plus haut.

Le raccourcissement d'un membre qui existe fréquemment, mais
ordinairement à un léger degré, peut dans certains cas contre-indi-
quer l'anastomose musculo-tendineuse, le pied n'arrivant pas à
toucher le sol.

Dans le même ordre d'idées, Péraire conseille de respecter et
même de favoriser un certain degré d'équinisme lorsque cette
attitude servira à suppléer à un raccourcissement du membre ;
dans ce cas, on se bornera à corriger l'attitude en valgus ou en
varus, qui est seule gênante pour le malade.

La laxité trop grande des ligaments a été considérée par beaucoup d'auteurs comme non justiciable de ce genre d'intervention.

Drobnik, dans un cas de pied bot ballant, a eu un insuccès. Pour
Sudaka l'opération de choix dans le pied bot ballant est l'arthrodèse. Cependant Vulpius dit que dans le cas de pied bot ballant, à la
suite de la transplantation, la marche devient plus élastique, plus

facile, et que la difformité tend à disparaître. Mais il ajoute : « Ma propre expérience à ce sujet est encore trop restreinte pour pouvoir donner une opinion. Cependant il serait utile de continuer des essais dans cette voie. »

Les lésions des téguments, qui sont encore assez fréquentes, peuvent dans certains cas, non seulement gêner, mais empêcher toute intervention. La peau souvent mince et lisse, mal nourrie, peut, sous l'influence d'un léger traumatisme, devenir le siège d'ulcérations atones, et même il est possible que les plaies opératoires ne puissent se cicatriser complètement.

Les difformités osseuses trop prononcées, lorsque par leur étendue elles ne sont plus justiciables d'opérations complémentaires, ce qui est rare, peuvent devenir une contre-indication à l'anastomose musculo-tendineuse.

La répartition des muscles sains peut, d'après certains auteurs, être une contre-indication. C'est ainsi que PHILIPPOFF, dans sa thèse, écrit la phrase suivante : « Dans les cas de paralysie étendue où l'on est obligé d'avoir recours aux muscles éloignés de ceux qui sont atteints, vu les difficultés techniques considérables, et le résultat douteux auquel il faut s'attendre, il vaut mieux faire d'emblée l'arthrodèse. »

Nous trouvons cette opinion un peu exagérée, car on peut toujours faire passer les muscles par trois voies différentes : en dedans de l'axe de la jambe, en dehors de cet axe, ou enfin exceptionnellement à travers l'espace interosseux. L'arthrodèse, qui est une bonne opération lorsque tous les muscles sont paralysés, n'est pas applicable avec d'aussi bons résultats quand il persiste des muscles sains, car il paraît à peu près démontré que les échecs de l'ankylose sont dus à la persistance de mouvements articulaires provoqués par les muscles non paralysés. C'est ainsi que BRUNSWIC sur vingt observations cite seulement trois cas de réussite parfaite. Donc il y a mieux que l'arthrodèse lorsqu'il persiste des muscles sains, et l'on ne devra recourir à cette dernière qu'après une tentative infructueuse d'anastomose musculo-tendineuse (à moins, bien entendu, qu'il n'y ait plus aucun muscle important respecté par la paralysie).

A quel moment doit-on opérer une paralysie infantile ?

Des anastomoses musculo-tendineuses ont été pratiquées, même chez l'adulte, avec des résultats excellents, mais VULPIUS recommande dans ce cas particulier de faire un redressement bien complet du pied, soit manuel, soit mécanique, pendant la narcose; nous ajouterons même, qu'il sera peut-être nécessaire de prati-

quer quelques résections osseuses. Car ce sont surtout ces déformations secondaires du squelette qu'il faut craindre de rencontrer
chez l'adulte, et c'est justement pour les éviter qu'il y a avantage
à opérer de bonne heure les pieds bots paralytiques. Mais cependant, on ne peut pas non plus pratiquer cette intervention chez les
tout jeunes enfants, pour les raisons déjà indiquées. C'est vers
cinq, six, sept ans, suivant l'état général du sujet, suivant l'étendue
de la paralysie, suivant certaines considérations relatives à la
position du pied, qu'il faudra intervenir.

Combien de temps après l'apparition de la paralysie peut-on
pratiquer l'intervention? Il faut être sûr que les muscles sont
atrophiés et paralysés irrémédiablement; et pour reconnaître cette
paralysie irrémédiable, l'apparition de la réaction de dégénérescence serait pour la majorité des auteurs le meilleur critérium.
Sans aller aussi loin que Erb, qui pense que la paralysie est définitive
quand au bout de deux mois la contractilité est abolie, on peut avec
Karewski, Défontaine, etc., admettre que cette contractilité ne
reparaîtra pas, si la paralysie date d'un an sans aucune modification
sous l'influence d'un traitement médical bien conduit. Car la
paralysie infantile frappe d'emblée beaucoup plus de muscles qu'il
n'en restera ultérieurement de paralysés, et ce n'est que petit à
petit, que l'on voit revenir certains mouvements d'abord impossibles. Il est exceptionnel, cependant, que le réveil de la motilité
soit général, et que la paralysie une fois éteinte, il ne reste plus
trace de la maladie. Le plus ordinairement, le mouvement revient
dans certains groupes musculaires et la paralysie se cantonne
dans d'autres groupes. Les muscles dont la contractilité faradique
est encore abolie au bout de deux mois peuvent être considérés
comme voués à une paralysie définitive plus ou moins complète.
Donc, c'est un minimum de deux mois qu'il faudra laisser
comme intervalle entre la date de l'apparition de la paralysie et
la date de l'intervention. Mais cette paralysie est susceptible de
s'améliorer considérablement par le traitement médical, et ce traitement médical il faudra le prolonger suivant les résultats qu'il donne
pendant un an, quinze mois, deux ans, avant de songer à une
intervention opératoire.

Choix des muscles à anastomoser.

L'examen électrique pratiqué auparavant pour poser l'indication d'une anastomose musculo-tendineuse peut donner des
renseignements de la plus haute utilité. Il peut, dans une certaine mesure, donner le degré de dégénérescence des muscles

frappés par la paralysie; il peut, en tout cas, indiquer les muscles complètement sains. Donc, un examen électrique bien fait peut servir dans le choix des muscles à anastomoser, mais à lui seul suffit-il à décider l'opérateur? Avec Drobnik, nous pensons qu'un examen électrique même pratiqué avec beaucoup de soin, ne peut donner, surtout chez un enfant peu docile, une garantie suffisante pour poser une indication nette avant l'intervention. Et ce n'est souvent qu'une fois l'opération commencée, alors que les muscles sont mis à nu, que le chirurgien se décidera pour l'anastomose de tel ou tel muscle. C'est, d'ailleurs, pour cette raison que Drobnik, et à sa suite beaucoup d'auteurs, préconisent les longues incisions. On ne peut, en effet, transposer qu'un muscle sain sur le muscle paralysé, et encore ce muscle paralysé doit être complètement ou presque complètement paralysé.

Vulpius cherche surtout à se rendre compte des mouvements volontaires que peut accomplir le malade, et déclare cette manière de procéder supérieure à l'examen électrique.

A notre avis, il ne faut négliger aucune méthode pour arriver à connaître complètement l'étendue de « la banqueroute musculaire ». Aussi faisons-nous pratiquer avec beaucoup de soin un examen électrique portant à la fois sur la contractilité galvanique et la contractilité faradique des muscles, et un examen électrique des troncs nerveux. En outre, dans la mesure du possible (et ceci n'est pas toujours facile avec les enfants) nous essayons de nous rendre compte de l'étendue des mouvements volontaires.

A ces renseignements, qui sont déjà suffisants pour décider à une intervention et même le plus souvent à l'anastomose de tel muscle au lieu de tel autre, nous ajoutons le contrôle fourni par l'examen direct des muscles après l'incision cutanée.

Peut-on prendre n'importe quel muscle sain? L'étude de la physiologie montrera qu'il est possible d'obtenir une éducation des centres, permettant des mouvements différents de ceux qu'exécutait normalement un muscle avant l'intervention ; donc, *a priori*, on pourrait prendre aussi bien un muscle ayant même innervation, ou une fonction analogue, qu'un muscle ayant une innervation différente et une fonction antagoniste.

D'une façon générale les auteurs conseillent de procéder ainsi : dans les pieds bots valgus on anastomosera le jambier antérieur avec l'extenseur propre, l'extenseur commun ou le long péronier latéral. La meilleure anastomose est celle qui se fera avec l'extenseur propre qui, non seulement est le plus souvent intact, mais, comme l'a fait remarquer Duchenne (de Boulogne), est, en outre, fréquemment hypertrophié.

Dans le pied bot talus, on greffera les muscles péroniers, le fléchisseur commun des orteils, le fléchisseur propre, ou le jambier postérieur sur le tendon d'Achille ;

Dans le pied bot varus équin, on transplantera l'extenseur propre sur l'extenseur commun paralysé ; ou si l'extenseur propre est atteint, on prendra un segment du jambier antérieur ou des péroniers ;

Dans le talus valgus, on transplantera le court péronier latéral sur le fléchisseur commun des orteils, et on suturera le long péronier latéral du tendon d'Achille.

Ghillini, en 1893, résolut dans un cas de valgus de suppléer le muscle jambier antérieur paralysé non par un muscle voisin, dont une partie de la fonction serait homologue, mais par un muscle antagoniste. Voici d'ailleurs un fragment de l'observation qu'il a publiée :

« Giacomo Bruschi de Bologne, âgé de quatorze ans... L'enfant boite nettement, ce qui est dû en partie au raccourcissement du membre, en partie à la position vicieuse du pied droit. L'enfant étant couché sur une table, le pied droit tourné en dehors, son bord externe touche le plan horizontal. Si l'on commande au malade de faire la flexion dorsale et l'adduction du pied, il ne peut que soulever légèrement la pointe du pied, la supination étant impossible.

Le pied se place au contraire en abduction exagérée et son bord externe tourne en haut. Abolition des mouvements du côté jambier antérieur qui ne répond pas à l'excitation électrique. On décide de remplacer la fonction du jambier antérieur, abducteur et fléchisseur, par le long péronier latéral extenseur et abducteur... Six semaines après l'opération... la position du pied est excellente. L'opéré peut appuyer sur son pied et peut le fléchir à angle droit : l'adduction est possible à un certain degré... »

Ghillini avait suturé bout à bout le tendon central du muscle sain sectionné, au tendon périphérique du muscle paralysé, en suivant une technique déjà indiquée ; Winkelmann, en 1894, partant de la même idée, fit une intervention analogue, mais plus complexe, dans un cas de varus équin :

La moitié externe du tendon d'Achille est coupée transversalement au point où il s'unit au tendon du soléaire. On continue l'incision sur la ligne médiane jusqu'au tendon médian, situé entre les deux chefs musculaires du gastrocnémien. La position du pied étant rectifiée, section oblique du tendon du long péronier de bas en haut et d'avant en arrière, réunion de cette surface de section au moyen de plusieurs points de suture en boutonnière (*Seiden Knopfnœthe*) au côté interne du segment externe du gastrocnémien... »

Le résultat de cette intervention fut assez satisfaisant, puisque l'enfant pouvait courir toute la journée. Malgré cela, Winkelmann proposa de modifier ainsi son procédé : le muscle soléaire exécutera seul la flexion de la plante du pied ; quant au muscle gastrocnémien, on en fera un muscle antagoniste en suturant la moitié externe de son tendon au tendon sectionné de l'extenseur commun des orteils, et en réunissant la moitié interne de ce même tendon du gastrocnémien au tendon du long péronier latéral. Cette dernière manière de faire n'a pas été employée, à notre connaissance du moins, même par son promoteur.

Codivilla, anastomose à travers l'espace interosseux les muscles antérieurs avec les muscles postérieurs.

Péraire et Mally ont montré qu'il était possible de faire suppléer le jambier antérieur et les péroniers paralysés par le triceps, et réciproquement que le triceps pouvait être suppléé par les muscles profonds de la jambe et par les péroniers.

Il est donc nettement établi, au point de vue clinique, qu'un muscle peut être suppléé par son antagoniste ; mais doit-on avoir recours toujours à l'antagoniste, même s'il persiste des muscles voisins normaux ? Certains chirurgiens préconisent le dédoublement de l'antagoniste et l'anastomose d'un de ses segments avec le muscle paralysé ; de cette façon on affaiblirait dans une certaine mesure le premier muscle, ce qui faciliterait beaucoup la correction de la position vicieuse (Gérulanos).

Telle n'est pas notre manière de voir. Nous pensons qu'il y a avantage à ne pas chercher trop loin, quand on le peut, le segment musculaire à transplanter. C'est ainsi que dans une paralysie du muscle jambier antérieur, à notre avis, l'anastomose de choix sera faite avec l'extenseur propre du gros orteil ou à son défaut avec l'extenseur commun. Mais si ce dernier muscle se trouvait lui aussi paralysé, à cause du long trajet à faire exécuter à un segment emprunté aux péroniers, nous nous déciderions peut-être à prélever le segment à anastomoser sur un muscle postérieur, le triceps par exemple, et à faire passer ce segment le long de la face interne du tibia.

Dans quelques cas, on n'a pas le choix, on prend le segment musculaire à transposer où l'on peut.

Si, par hasard, l'espace interosseux était assez large, il serait très avantageux de faire passer à la partie antérieure, un muscle de la couche postérieure profonde, le fléchisseur propre en particulier. Mais, malheureusement, ce n'est vraiment que dans des cas exceptionnels (malgré l'opinion de Codivilla) que la largeur de l'espace interosseux permet l'emploi de ce procédé.

Cependant, le choix du muscle est de la plus haute importance. Il faut autant que possible prendre un muscle puissant pour suppléer un muscle paralysé qui devait avoir une grande force; il faut évaluer la force à donner au segment musculaire mobilisé. Ce segment musculaire devra autant que possible se rapprocher dans sa direction par rapport à l'axe du membre, de celle du muscle qu'il doit suppléer, c'est ainsi que l'anastomose des péroniers avec le jambier antérieur paralysé attirera forcément beaucoup trop en dehors le bord interne du pied. C'est pour faire coïncider dans la mesure du possible les deux axes musculaires qu'il faut avoir recours à des procédés consistant dans la réflexion d'un tendon sur un autre, sur un os, ou dans une sorte de coulisse aponévrotique fabriquée de toute pièce. La réflexion, d'un tendon sur un autre, ne nous paraît pas mériter grande confiance.

De même il y a un grand avantage à mobiliser assez haut le segment musculaire à anastomoser, de manière à lui donner une direction d'une obliquité moindre.

Duchenne (de Boulogne), à propos des appareils à muscles artificiels qu'il avait inventés, recommande également de s'éloigner le moins possible du muscle à suppléer : « La nature a été si prévoyante dans le choix des points d'attaches tendineuses inférieures, que l'on ne peut s'en écarter sans troubler le plus ordinairement les mouvements articulaires, et sans occasionner de déformations.

« Il m'est arrivé, par exemple, de fixer le long péronier latéral artificiel dans un point plus ou moins rapproché de l'extrémité antérieure du premier métatarsien pour abaisser plus puissamment cette extrémité. J'ai vu alors ce premier métatarsien se subluxer sur le premier cunéiforme... »

Vulpius conseille dans quelques cas d'avoir recours à une transplantation progressive; voici, d'ailleurs, l'exemple qu'il donne : si le jambier antérieur est paralysé, si les extenseurs des doigts et les péroniers sont parésiés, il y aurait avantage à réunir l'extenseur propre et la moitié de l'extenseur commun avec le jambier antérieur, à renforcer la moitié restante de l'extenseur commun avec la moitié du long péronier latéral, et à restituer une partie de la force ainsi empruntée à ce dernier muscle par une anastomose avec une moitié du tendon d'Achille. Et, ajoute cet auteur cette opération serait plus compliquée, mais plus rationnelle. Il est certain qu'elle est rationnelle, mais elle est vraiment trop compliquée; peu de chirurgiens, croyons-nous, auront volontiers recours à un procédé aussi long et comprenant un nombre aussi considérable d'anastomoses.

D'une manière générale, nous conseillons de pratiquer ainsi la suppléance des muscles paralysés :

Le jambier antérieur par les extenseurs ;

Les péroniers par un muscle antérieur ou un muscle postérieur, voire même les deux ;

Le tendon d'Achille par la moitié du jambier postérieur et la moitié d'un péronier, ou par un seul muscle de la couche profonde. Mais, à notre avis, le meilleur procédé à employer pour suppléer le triceps paralysé consistera à prendre ensemble, et en entier comme muscles actifs, le fléchisseur propre du pouce et le court péronier latéral, dont les bouts périphériques seront anastomosés avec les muscles voisins.

Dans ces suppléances, il n'y a que deux muscles que l'on puisse à la rigueur sacrifier entièrement pour les anastomoser avec d'autres muscles paralysés : ce sont l'extenseur propre et le fléchisseur propre, et encore y a-t-il avantage à réunir leur bout périphérique avec un muscle voisin. Le court péronier latéral peut aussi être sacrifié dans quelques cas, mais il faut toujours anastomoser son bout périphérique avec le long péronier latéral.

CHAPITRE X

RÉSULTATS, STATISTIQUE

Il est bien difficile de donner la proportion des succès opéraratoires, car les cas auxquels les auteurs se sont adressés sont des plus différents. Sans parler des interventions pratiquées dans des cas de paralysie infantile d'origine cérébrale, de paralysie spasmodique, de maladie de Little, etc., dans la paralysie infantile seule, ce genre d'opération a été employé chez des malades plus ou moins atteints.

Comment comparer, en effet, un cas où le jambier antérieur est seul paralysé avec ceux où il n'y a plus de muscles à la région antéro-externe du pied ? Il faut bien le dire, la plupart du temps, les enfants pour lesquels on vient consulter le chirurgien sont fortement atteints et n'ont pas été améliorés par le port d'un appareil orthopédique. C'est ainsi que sur une trentaine de cas que nous avons eu l'occasion d'examiner depuis le commencement de ce travail, une vingtaine étaient des cas de pieds bots paralytiques totaux, ou n'ayant qu'un ou deux muscles à peu près sains. Parmi les autres malades, quatre avaient une paralysie limitée, pour un des pieds du moins, au seul jambier antérieur, et sur ces quatre, deux seulement ont pu être opérés. Dans trois autres interventions que nous rapportons plus loin, les muscles paralysés étaient multiples et nous n'avions d'autre prétention que d'obtenir une amélioration et d'éviter ainsi une arthrodèse ; le succès d'ailleurs justifia nos espérances.

Ces restrictions faites, il est possible de donner quelques chiffres :

Drobnik sur quinze interventions a eu neuf guérisons complètes, quatre améliorations, deux échecs.

Milliken a sur huit interventions, sept guérisons et un cas qui n'a pas été suivi.

Goldwait sur 4 cas a quatre succès.

Franke sur 2 cas a deux succès.

Péraire sur 12 cas a eu douze guérisons.

Vulpius, sur une statistique de 160 anastomoses, mais pratiquées

dans des affections paralytiques diverses, a toujours obtenu une
amélioration.

Tubby sur 11 cas de pied bot a eu 6 bons résultats et 5
échecs.

Il n'est donc plus permis à l'heure actuelle, de dire avec
Duchenne (de Boulogne) : « Il vaut mieux avoir subi la paralysie et
l'atrophie de tous les muscles jambiers plutôt que de quelques-uns
d'entre eux ». L'anastomose musculo-tendineuse peut amener
souvent une amélioration considérable et dans les cas favorables
une guérison permanente. Cette méthode n'est donc plus une
« curiosité opératoire », ni même « une méthode qui mérite d'être
essayée » ; à l'heure actuelle elle a fait ses preuves ; mais il ne faut
pas lui demander plus qu'elle ne pourra donner et avoir la prétention de guérir des pieds bots paralytiques presque complets. Si
des chiffres on passe à l'examen des observations publiées, on
note dans certains cas des guérisons remarquables : un opéré de
Drobnik, et un opéré de Milliken apprennent à patiner et deviennent même très expérimentés. Une fille atteinte de varus équin,
opérée par Winkelmann, deux mois après l'intervention sautait à
la corde aussi bien que ses compagnes. Péraire opère un enfant
le 10 juin pour la deuxième fois (la première intervention avait eu
lieu en avril), pour un double pied bot paralytique valgus équin
et varus équin. Au mois de novembre il est revu, pendant les
vacances il a pu faire de très longues ascensions à pied et gravir
même des montagnes ; à cette époque il accomplit en dix minutes,
et sans fatigue, le trajet de l'école à son domicile, course qui lui
demandait autrefois une heure d'une marche très pénible.

Nous pourrions multiplier les exemples d'anastomoses musculo-
tendineuses suivies d'une guérison complète.

Mais à côté de ces cas, il y a des récidives et c'est en se basant
sur ces faits malheureux qu'on a combattu la méthode et qu'on
a ainsi contribué à empêcher son essor pendant un certain temps.
Mais ces échecs seront évités, lorsque le choix des cas à opérer
sera fait avec discernement, lorsque le moment de l'opération sera
mieux précisé, et lorsque certaines conditions particulières pour
la bonne réussite de l'intervention seront mieux connues. C'est ainsi
que dans le choix des cas à opérer, il faudra non seulement tenir
compte de l'état des muscles moteurs du pied, mais encore de
ceux qui par leur action contribuent à produire cette succession
compliquée d'actes physiologiques qui constituent la marche. La
marche se trouve, non seulement sous la dépendance des mouvements des articulations tibio-tarsiennes et tarsiennes, mais encore
de ceux de l'articulation du genou, de l'articulation de la hanche,

des articulations du rachis. La non-intégrité des muscles moteurs de ces articulations amènera des troubles de la motilité, c'est ainsi que, par exemple, une paralysie de la partie antérieure du moyen fessier, produira de la rotation externe simulant un valgus, et à supposer même que ce valgus soit dû en partie à une paralysie musculaire siégeant au niveau des muscles de la jambe, la guérison complète ne saurait être obtenue par une anastomose faite à ce niveau. Nous pouvons donc dire avec BRUNSWIC : « Que dans le pied bot de la paralysie infantile, il faudra examiner le sujet avec le plus grand soin et compter avec tous les accidents antérieurs, et les dégâts qu'a causés la myélite en d'autres points du corps, avant de songer à appliquer les moyens thérapeutiques. »

L'examen des observations publiées nous permet en outre de conclure que :

1° Les résultats les meilleurs sont obtenus lorsqu'il n'y a qu'un seul muscle paralysé, et que, par conséquent, une seule transplantation est pratiquée.

2° Les paralysies à siège multiple, ayant occasionné des transplantations multiples, sont toujours d'un pronostic moins favorable.

Le choix du muscle actif a une grosse importance. VULPIUS écrit que : plus la force musculaire est cherchée loin, moins le muscle actif a une fonction rapprochée de celle qu'il doit donner, plus incomplet sera le résultat. Mais il ajoute qu'il existe cependant des cas remplissant ces conditions, où le résultat a été étonnant. Plusieurs auteurs sont loin d'être de l'avis de VULPIUS, et même, ils ont pour principe de prélever le segment actif sur un muscle antagoniste. Nous pensons que ce n'est pas tant la fonction que la direction du muscle, ou mieux que la direction que prendra le segment actif mobilisé qu'il faut envisager.

Cette question a d'ailleurs été traitée à propos du choix du muscle à anastomoser dans les différentes variétés de pieds bots paralytiques.

Une autre condition très importante, est le traitement post-opératoire. Ce traitement post-opératoire a été exposé longuement, il est donc inutile d'y revenir, il suffira de rappeler seulement qu'il consiste en massage, électrisation et quelquefois dans le port d'un appareil orthopédique extrêmement léger.

Et si nous avons insisté tant sur ce traitement post-opératoire, c'est que nous sommes convaincu qu'après l'intervention, une fois l'appareil plâtré enlevé, tout le bénéfice acquis par l'opération n'est pas visible. Il faut, même en mettant de côté les adhérences, les parésies musculaires, que le malade apprenne à se servir isolément de son segment musculaire transposé ; à ce point de vue nous sommes complètement d'accord avec plusieurs auteurs et en particulier LANGE.

MAYDL avait émis l'idée que la réunion par première intention n'est peut-être pas très favorable à la solidité de la cicatrice tendineuse, et qu'il y aurait avantage à laisser suppurer et guérir la plaie par bourgeonnement. A l'heure actuelle les récidives à la suite de cures radicales de hernies suivies de suppuration, ont fait justice de cette opinion, et ont montré que, pour les aponévroses larges (ou les tendons ordinaires, qui sont de même constitution), la cicatrice la plus solide était celle qui avait lieu par première intention.

CHAPITRE XI

PHYSIOLOGIE PATHOLOGIQUE DES ANASTOMOSES
MUSCULO-TENDINEUSES

La physiologie de la greffe musculo-tendineuse comprend deux questions :

1° Par quel mécanisme un muscle transposé peut-il suppléer un muscle paralysé ?

2° Quelle est l'action de la transposition musculaire sur les autres muscles ?

A. *Comment s'établit la suppléance dans la transposition musculaire ?* — Cerné un des premiers aborda la question; il avait, avec succès, dans un cas anastomosé une portion du jambier antérieur sain avec les extenseurs des orteils et en avait conclu que: « Si les muscles voisins peuvent se suppléer... il ne serait pas impossible qu'une même action, même antagoniste à son rôle naturel, puisse être exercée par un muscle dont on aura modifié les insertions. Nous serions dès lors disposé à croire qu'un muscle de la région postérieure de la jambe pourrait suppléer le groupe antérieur... Je crois *a priori* que la différenciation cérébrale s'établirait après un certain temps de fonctionnement. »

Drobnik également essaie de répondre à cette question, mais sans donner aucune explication bien nette.

Pour Eulenburg, « il n'est pas seulement possible, mais extrêmement probable que, dans les centres corticaux qui règlent la coordination, il se produit des excitations centripètes, qui permettent une autre répartition correspondant aux nouvelles conditions périphériques et une autre dynamisation des impulsions régulatrices partant de l'écorce. Ces centres régulateurs doivent posséder chez les enfants du premier âge une bien plus grande facilité d'être modifiés et adaptés, que dans un âge plus avancé, où les mêmes actes coordonnés ont eu lieu plus souvent, et où les mouvements ordinaires sont devenus automatiques. La dérivation périphérique du courant nerveux centrifuge, ainsi artificiellement produite vers d'autres muscles antagonistes pour en diviser la fonction, doit donner lieu à des effets et à des réactions centripètes correspondantes, peut-être à la fermeture de voies déjà existantes et à l'ouverture de voies nouvelles, ainsi qu'à une nouvelle répartition de l'innervation, basée sur les nouvelles nécessités fonctionnelles. »

Gocht et plusieurs autres auteurs acceptent cette interprétation.

Tous les chirurgiens qui se sont posé cette question ont laissé entrevoir la possibilité d'une différenciation dans les centres nerveux, mais sans chercher si cette explication est plausible. Comment expliquer par exemple que l'excitation physiologique du centre cortical fléchisseur puisse cesser d'agir sur un muscle que l'anastomose aura transformé en extenseur. Et cependant des expériences physiologiques, des faits cliniques montrent la possibilité de telles transformations et légitiment ainsi l'emploi des greffes musculo-tendineuses.

Rappelons tout d'abord qu'après les recherches anciennes de PANIZZA (1835), de MULLER, van DEEN, KRONENBERG, PEYER, et les travaux plus récents de FERRIER et YÉO (1881), PAUL BERT et MARCACCI (1881), LANNEGRACE et FORGUE (1883), RUSSEL (1892), SHERGINTHON (1893) et de THORNBURN (1893), on a été conduit à admettre que :

1° Chaque muscle a une innervation sous la dépendance de plusieurs racines ;

2° Chaque racine produit des mouvements combinés.

Ces notions physiologiques concordent d'ailleurs avec les données de l'embryologie qui nous montrent qu'un muscle est formé par la réunion de plusieurs segments myomériques, et qu'à chaque myomère est dévolu un filet nerveux spécial.

La dissection elle-même montre qu'il n'existe pas de racines préposées à la flexion, de racines préposées à l'extension de tel ou tel segment des membres (TESTUT).

Au niveau des plexus prennent naissance les nerfs des membres. Là, il y a un groupement, tel nerf allant innerver en général des muscles ayant une fonction homologue; mais cependant, un nerf peut se rendre à des muscles ayant une fonction antagoniste. C'est ainsi que, le sciatique poplité externe innerve les muscles fléchisseurs du pied, mais qu'il innerve également les péroniers abducteurs et rotateurs en dehors et le jambier antérieur abducteur et rotateur en dedans. Plus bas enfin, du nerf périphérique s'échappe le nerf spécial au muscle, c'est là vraiment le cordon nerveux fonctionnel spécial.

Mais ce nerf musculaire n'est qu'un conducteur excité par un centre ; ce centre est situé dans la moelle. Il y a ainsi dans toute l'étendue de l'axe médullaire une série de centres étagés; ces centres sont reliés entre eux et avec l'encéphale. C'est là qu'il faut chercher la localisation fonctionnelle d'un mouvement musculaire simple ou complexe ; le premier étant sous la dépendance d'un seul centre, le second se produisant grâce aux connexions qui relient les centres entre eux. Mais existe-t-il dans les cornes antérieures de la moelle des centres spécialement préposés à la flexion, à l'extension ? Ces centres ne sont-ils pas plutôt des relais en rapport d'une part avec le cerveau, et d'autre part avec un muscle donné et ne produisant un mouvement que parce qu'ils agissent sur ce muscle, qui a des insertions fixes et qui ne peut produire par conséquent que toujours le même mouvement ? Nous ne pouvons ici aborder cette question, contentons-nous de dire que c'est cette dernière hypothèse qui tend à prévaloir.

Le nerf périphérique moteur n'est qu'un conducteur, il est formé par le prolongement cylindraxile des cellules nerveuses dont chacun forme une fibre nerveuse. Ce nerf périphérique dès qu'il est sectionné dégénère dans la portion située au-dessous du trait de section, c'est-à-dire dans la portion qui est séparée des centres nerveux. Mais une suture bien faite des deux bouts en présence, à la condition qu'elle soit pratiquée peu de temps après le traumatisme, amène le rétablissement de la fonction.

Nous ne discuterons pas ici l'efficacité de la suture nerveuse au point de vue de la restauration fonctionnelle ; de nombreux cas cliniques et des faits expérimentaux indiscutables ont tranché la question par l'affirmative, et montré que certaines conditions sont nécessaires pour que cette restauration puisse se faire.

Dans les cas où la suture directe des deux bouts nerveux sectionnés n'est pas possible, on a proposé différents procédés : suture à distance, interposition de tubes osseux, d'un segment de nerf, etc... Denonvilliers imagina la greffe nerveuse qui consiste à suturer le bout périphérique du nerf sectionné dans une encoche faite au bout central d'un autre nerf à fonction semblable. C'est Létiévant qui mit en pratique ce procédé, qui rencontra de nombreux adversaires (Falkenheim, Wolberg, Kölliker).

Paul Bert et Marcacci (1881), Œlh (1895), Calengareanu et Henri (1900), Manasse (1900), Barbago-Ciarella (1901), Floresco (1901), pratiquent avec succès des anastomoses nerveuses expérimentales. J.-H. Faure et Furet (1898) essaient de traiter un cas de paralysie faciale incurable par l'anastomose du bout périphérique du facial avec le bout central de la branche trapézienne du spinal.

Kennedy (1901) publie une observation de spasme facial traité et guéri par l'anastomose spino-faciale. Cet auteur a d'ailleurs pratiqué une série d'expériences sur les anastomoses nerveuses montrant la possibilité de la transposition des centres corticaux moteurs.

Nous n'avions pas connaissance des travaux de KENNEDY, mais seulement du fait clinique de FAURE et FURET, lorsque nous avons eu cette année l'idée d'entreprendre une série d'expériences sur les anastomoses croisées des nerfs.

Une première expérience avait été faite sur un chien, lorsque le travail de BRÉAVOINE nous mit au courant des expériences anglaises qui confirmaient pleinement nos vues sur ce sujet. Aussi momentanément avons-nous interrompu nos recherches, et ne rapporterons-nous ici que le résultat de cette première expérience.

Chez un chien de forte taille auquel nous avons pratiqué l'anastomose croisée des nerfs médian et cubital, nous avons observé très rapidement la restauration fonctionnelle de la patte opérée ; et à l'heure actuelle, c'est-à-dire cinq mois après l'intervention, il faut beaucoup d'attention pour reconnaître le membre sur lequel fut faite cette expérience.

On peut conclure de cette longue énumération de faits expérimentaux et cliniques que : les nerfs périphériques simples conducteurs d'excitations motrices sont susceptibles d'être excités aussi bien par l'intermédiaire d'une racine que par celui d'une autre et que les anastomoses croisées après quelques jours de « stupéfaction musculaire », pour ainsi dire, ne changent rien dans la physionomie des mouvements des membres. Mais pour arriver à ce résultat, il doit se produire des modifications au niveau des centres médullaires et corticaux, et ce sont ces modifications toutes physiologiques probablement, que nous allons tâcher de prévoir, car s'il existe de nombreuses hypothèses, les faits sur lesquels on pourrait s'appuyer sont très peu nombreux et loin d'être toujours probants.

BARRAGO-CIARELLA explique ainsi le rétablissement de la fonction motrice dans les expériences d'anastomose spino-faciale qu'il a pratiquées : « Lorsque le chien voudrait faire un mouvement avec la partie innervée par le facial, l'excitation motrice née dans la zone rolandique devrait passer par le faisceau géniculé, traverser les noyaux du facial et parcourir ce nerf jusqu'à l'endroit où il est sectionné. Mais elle ne peut suivre ce trajet, car à la suite des sections nerveuses du facial, il y a à la fois dégénérescence descendante et dégénérescence ascendante ; cette dernière s'accompagnant même d'altérations dans les noyaux. Cependant, il existe des associations probablement infinies entre les régions motrices corticales des différents nerfs craniens. On peut supposer que l'excitation motrice, après la section du facial, continue à se former dans la zone motrice de ce dernier et l'excitation vient se briser à l'extrémité du conducteur dont la continuité est interrompue. Peu à peu l'excitation volontaire a tendance à suivre une voie différente pour aboutir au muscle innervé par le facial, mais au début, elle éprouve une grande difficulté, qui diminue peu à peu par l'exercice ; c'est une manifestation de dextérité. Les mouvements constatés dans les muscles innervés par le facial, après l'anastomose, ne sont pas le résultat d'une série de manœuvres ayant seulement la ressemblance du mouvement primitif, car les muscles innervés par le facial ne peuvent pas être suppléés par d'autres muscles ; et dans les muscles en question la réaction de dégénérescence aurait dû persister. »

Un raisonnement analogue peut expliquer le rétablissement fonctionnel d'un muscle paralysé après anastomose musculo-tendineuse. Selon nous, il faut faire intervenir non seulement les excitations motrices, mais encore les excitations sensitives, qui nous renseignent sur le mouvement accompli.

Prenons l'exemple de l'anastomose de l'extenseur propre du gros orteil sur le jambier antérieur paralysé, l'extenseur propre ayant été transposé en entier, seul le bout tendineux périphérique ayant été réuni à l'extenseur commun. Les premiers jours qui suivront l'ablation de l'appareil (en laissant du côté les adhérences, etc.), le mouvement qu'aurait dû exécuter le muscle jambier antérieur paralysé sera bien produit volontairement par l'extenseur propre, mais il ne sera pas produit isolément. En même temps que l'élévation du bord interne du pied, on observera l'extension des orteils, etc., en un mot il y aura une véritable ataxie ; et le malade a beau être intelligent, comprendre parfaitement le mouvement qu'on lui demande, il est incapable de l'exécuter. Mais à la longue, assez rapidement cependant, si le malade est intelligent et s'observe, il arrive à dissocier ces mouvements, et à les exécuter isolément, même sans regarder ses pieds.

Que s'est-il passé ? Dans ce cas particulier le rôle des centres a dû être peu modifié, car ces deux muscles jambier antérieur et extenseur propre ont au point de vue de la physiologie des mouvements du pied une action très analogue, et cependant l'ataxie des premiers jours montre qu'il y a eu cependant une certaine confusion au niveau des centres. Tout mouvement s'accompagne d'une sensation souvent inconsciente, qui indique très nettement le sens et même la force du mouvement accompli ; cette sensation prend naissance dans les terminaisons sensitives musculaires, tendineuses, articulaires, cutanées. A l'état normal, la contraction de l'extenseur propre donne très nettement la notion d'extension de la phalange et de flexion du pied sur la jambe.

Après l'anastomose du bout central de l'extenseur propre sur le jambier antérieur, la contraction de ce même extenseur donnera la sensation d'élévation du bord interne du pied, mais plus celle d'extension du gros orteil, qui sera produite avec la contraction de l'extenseur commun. A la longue, les centres s'adapteront, l'habitude de percevoir en même temps que se produit la contraction de l'extenseur propre, la sensation d'élévation du bord interne du pied, amènera des associations, des relations de neurones, si bien que élévation du bord interne du pied et contraction de l'extenseur propre formeront un tout physiologique sensitivo-moteur, et que ce mouvement volontaire par action de l'extenseur propre sera définitivement établi.

Si au lieu de l'extenseur propre, on s'était adressé à un autre muscle plus éloigné, le résultat aurait été le même, mais l'adaptation aurait été certainement plus longue.

Quand on a seulement prélevé un segment musculaire actif, ce segment peut-il acquérir son autonomie physiologique? Les faits cliniques répondent par l'affirmative; mais alors par quelle série d'adaptations ce résultat est-il obtenu?

Prenons un exemple, soit le triceps sural dont le tendon des jumeaux a été isolé de celui du soléaire. L'anatomie montre que les jumeaux et le soléaire ont chacun des filets nerveux anatomiquement distincts, ce qui n'a rien qui puisse étonner, car chez les anthropoïdes, les singes et certains carnassiers, on observe l'indépendance des chefs du triceps; d'ailleurs cette disposition peut se rencontrer à l'état d'anomalie réversive chez l'homme. Mais la physiologie, à son tour, enseigne que la contraction de ces faisceaux constitutifs est simultanée; d'ailleurs la fusion des tendons rend, sinon impossible, du moins inutile, leur contraction isolée. Dans l'anastomose les gastrocnémiens avec les péroniers latéraux paralysés, par exemple, au début, gastrocnémiens et soléaire continueront à fonctionner comme partie d'un tout, le triceps sural, dont les deux portions, quoique possédant maintenant des insertions anatomiques différentes, se contractent cependant simultanément. Il est alors permis d'admettre que, comme dans le cas précédent, par suite de l'intervention des sensations musculaires perçues, il s'établira des relations entre les neurones, relations qui peu à peu assureront l'indépendance de chacune des portions constituantes du muscle.

Au lieu d'un muscle aussi nettement divisé que le triceps sural, on peut s'adresser à un muscle tel que l'extenseur commun des orteils, et le même raisonnement est encore applicable. L'étude anatomique de ce muscle montre que le tendon en apparence unique est formé par l'accolement de deux ou même de trois tendons plus petits, qu'à chacun de ces tendons aboutissent un certain nombre de fibres musculaires, qu'à chacun de ces groupements musculo-tendineux, véritables petits muscles, aboutissent un ou des filets nerveux distincts des filets nerveux du goupement voisin. Si maintenant on isole un de ces tendons avec les fibres musculaires attenantes, on se trouve dans les mêmes conditions que précédemment : on a divisé un muscle en ses faisceaux constitutifs, on a créé un type qui peut exister comme anomalie (extenseur commun à quatre chefs de Wood, à deux chefs de Morestin).

Le chirurgien a-t-il divisé le corps musculaire sans tenir compte de sa structure, il a pu isoler un certain nombre de groupes de fibres musculaires avec leur filet nerveux, et ces groupes ainsi isolés peuvent acquérir leur autonomie. Mais en opérant ainsi, il a également détruit d'autres groupements musculaires, aussi le résultat sera-t-il au total, moins favorable que s'il s'était laissé guider par la constitution du muscle, pour le dédoubler.

Il est donc facile de comprendre maintenant, comment une portion musculaire prise sur un muscle antagoniste peut suppléer un muscle paralysé, et acquérir peu à peu son autonomie physiologique.

Tanzi explique ainsi les manifestations dites de dextérité : dans les prolongements des neurones en fonction, il survient une hypertrophie de la même façon que dans un muscle ou dans un organe quelconque soumis à un exercice continu. Le passage répété des courants nerveux doit provoquer l'hypertrophie des prolongements des neurones en fonction. Alors cette hypertrophie dans le sens de la longueur du prolongement, diminuerait la distance entre les différentes parties qui doivent communiquer et augmenterait l'étendue des articulations entre neurones. Barrago-Ciarella, à qui nous empruntons cette citation, admet cette hypothèse pour expliquer le perfectionnement du mouvement à la suite des anastomoses nerveuses. Cette même hypothèse nous semble pouvoir être invoquée dans les cas d'anastomoses musculaires, pour expliquer la différenciation physiologique possible des segments isolés.

Barrago-Ciarella fait remarquer que toutes les voies possibles d'association ne sont pas complètement connues. Peut-être que

les anastomoses nerveuses permettent l'emploi de nouvelles voies
de conduction.

On peut aussi se demander si la régression des phénomènes
paralytiques, dans les premiers mois qui suivent une attaque de
paralysie infantile, n'est pas due en partie à l'ouverture de nouvelles voies de conduction, ou de nouvelles voies d'association?

Les expériences de KENNEDY ont montré qu'à la suite des trans-
positions nerveuses, le centre fléchisseur pouvait devenir extenseur
et inversement. Il serait intéressant de faire des expériences d'anastomoses musculo-tendineuses étendues pour voir ce que deviennent
les centres et s'il est possible dans ce cas d'observer de pareils
changements. Et maintenant est-ce au niveau de la corticalité,
que se passent ces transformations dans les cas de paralysie
infantile traités par l'anastomose tendineuse, et les relations qui
peuvent s'établir entre les neurones médullaires, ne suffisent-elles
pas à expliquer cette adaptation physiologique? Mais toutes ces
questions sont extrêmement difficiles à résoudre, et le problème
se posera encore probablement pendant fort longtemps, car les
inconnues sont multiples; le siège du mouvement de tel ou tel
muscle, les lésions corticales dans la paralysie infantile, les relations qui existent entre les différents centres, etc...

Les mêmes difficultés se rencontreraient aussi, si l'on voulait
chercher à expliquer les phénomènes d'adaptation nerveuse, dans
les autres affections où l'anastomose musculo-tendineuse a été
employée (hémiplégie cérébrale infantile, maladie de Little, etc.).

B. *Quelle est l'action de la transposition musculaire sur les
autres muscles?* — Il est certain qu'à la suite d'une anastomose
musculo-tendineuse, on a vu des muscles voisins auxquels on
n'avait nullement touché, recouvrer peu à peu leur vigueur; et on a
pu observer ainsi des corrections secondaires d'attitudes vicieuses.
C'est ainsi que dans une observation de DROBNIK, où il s'agissait
d'un pied bot varus équin très marqué, dans lequel, lorsque le
pied posait à terre, le gros orteil s'élevait par suite de la violente
contraction de l'extenseur propre, les autres orteils au contraire
formaient une griffe, cette griffe disparut à la suite d'une ténotomie du tendon d'Achille et de l'anastomose de l'extenseur propre
avec l'extenseur commun des orteils.

Dans le cas du professeur LE DENTU, où il s'agissait d'un talus
valgus paralytique, les orteils, sauf le gros, avaient de la tendance
à se dévier vers la plante du pied. L'opération pratiquée consista
en un raccourcissement du tendon d'Achille et en une anastomose
du tendon de l'extenseur propre sain avec celui du jambier antérieur paralysé. Non seulement la déformation du pied disparut,

mais l'extenseur commun des orteils, auquel il n'avait pas été
touché, retrouva une certaine énergie fonctionnelle, car les orteils
n'étaient plus déviés sur la face plantaire.

Pour expliquer ces faits deux hypothèses ont été émises. La
première est due à Drobnik qui attribue les modifications survenues
dans la sphère des autres muscles à un changement de l'action
musculaire réflexe dans les centres nerveux. Péraire admet également cette explication comme plausible.

La deuxième hypothèse fait jouer le plus grand rôle à la correction de la déformation. La position vicieuse du pied étant corrigée,
un certain nombre de muscles simplement distendus, ou raccourcis, par la position pathologique, et ayant par suite de leur inac-
tivité subi l'atrophie, reprennent peu à peu leur tonicité, la
distance qui sépare leurs insertions étant redevenue normale.
Cette tonicité, en augmentant, arrive à pouvoir contrebalancer
l'action des antagonistes (Berger, Gérulanos). C'est pour cela,
ainsi que le fait remarquer ce dernier auteur, que la simple ténotomie d'un antagoniste puissant donne parfois un bon résultat.

Là encore il faut être éclectique, et tout en admettant que le
rôle joué par la correction de l'attitude vicieuse soit considérable,
voire même prépondérant, on ne saurait rejeter complètement les
influences nerveuses réflexes. Ces influences peuvent prendre
naissance au voisinage du muscle ou des muscles anastomosés,
ou même dans l'intérieur des muscles en question. Elles se produisent à la suite de la distension que ces derniers éprouvent
consécutivement à la récupération de la fonction antérieurement
abolie du muscle paralysé, ou encore grâce aux faibles contractions synergiques dont ils sont le siège. L'étude de la physiologie
du mouvement montre en effet, qu'un muscle se contracte exceptionnellement seul, et qu'un mouvement perçu n'est ordinairement
que la résultante de mouvements se passant dans des muscles
différents. Si, à la suite d'une anastomose musculaire, une attitude vicieuse a été corrigée, et par suite a rendu voisine de la
normale la distance séparant les insertions des muscles voisins,
les fibres musculaires saines de ces muscles vont pouvoir se contracter efficacement ; en se contractant elles donneront naissance
à des sensations, à des manifestations du sens musculaire. Ce
sont justement ces sensations qui, par voie réflexe, réagissent à
leur tour sur les centres et les fibres trophiques, et permettront
ainsi au muscle de recouvrer sa vigueur.

Il est donc permis de conclure que l'anastomose musculo-tendineuse est une opération logique, car les faits expérimentaux
sur lesquels on peut appuyer ce procédé montrent que les segments

musculaires isolés sont susceptibles de s'individualiser par adaptation des centres nerveux. De plus, par cet acte opératoire on
agit sur les muscles voisins.

Il ressort également de cet étude, que l'intervention idéale serait
celle qui consisterait à anastomoser un nerf sain avec un nerf
paralysé. Mais pour que cette intervention fût possible, de nombreuses conditions seraient nécessaires : le diagnostic précoce de
la maladie, la connaissance exacte des nerfs et des racines atteintes,
et celle des muscles définitivement voués à la paralysie et à
l'atrophie. Cette dernière notion est impossible à connaître, dès
les premières heures, avec les moyens d'exploration dont nous
disposons actuellement. C'est à ce moment seulement, c'est-à-dire
avant la dégénérescence complète des nerfs, que les greffes
nerveuses auraient chance de réussir. Aussi ce traitement est-il
tout hypothétique ; peut-être pourra-t-on un jour le mettre en
vigueur ? Force nous est donc de nous contenter de l'anastomose
musculo-tendineuse.

CHAPITRE XII

RECHERCHES MICROSCOPIQUES CONCERNANT LA CICATRISATION ET LA RÉUNION DES TENDONS ANASTOMOSÉS

Hoffa est le seul auteur à l'heure actuelle qui ait fait des recherches histologiques sur la cicatrisation des tendons à la suite des opérations plastiques tendineuses. Malheureusement, il ne paraît pas avoir examiné la cicatrisation tendineuse dans les anastomoses entre tendons de muscle sain et tendons de muscle paralysé. Peut-être que dans le seul examen relatif à un raccourcissement tendineux chez l'homme, s'agissait-il d'un tendon paralysé, mais le compte rendu de la communication de Hoffa, que nous avons eu sous les yeux, ne mentionne pas cette particularité. Et encore à supposer qu'il en fût ainsi, on n'aurait suturé l'une à l'autre que deux portions d'un muscle paralysé, et non un muscle sain à un muscle paralysé, comme cela se pratique dans l'anastomose musculo-tendineuse.

Malgré cela, puisque ce sont les seules données que nous possédions sur le processus de cicatrisation des tendons anastomosés, il est nécessaire de résumer rapidement les expériences d'Hoffa.

Cet auteur a expérimenté sur le chat et le chien ; les tendons auxquels il s'est adressé ont été allongés, ou raccourcis, ou anastomosés. Il a de plus sur une malade, à laquelle un an auparavant il avait pratiqué un raccourcissement du jambier antérieur, enlevé, en vue d'un plus grand raccourcissement, la portion tendineuse primitivement opérée.

Les pièces examinées par Hoffa avaient été prélevées de quinze jours à un an après l'intervention. Voici quelles sont ses conclusions : « Les différents processus consécutifs aux opérations tendineuses, aboutissent à la formation d'une cicatrice, à laquelle prennent part le tendon, le tissu péritendineux interne et externe, ainsi que le tissu conjonctif voisin. Il se développe à peu près les mêmes processus histologiques que ceux... [de] la simple ténotomie.

« La néoformation tendineuse est généralement très notable ; il se forme de nombreux faisceaux de tissu tendineux jeune, qui vont rayonner dans la cicatrice et se tressent avec des faisceaux analogues. Dans les premières semaines, la cicatrice est plus ou moins conjonctive ; mais plus tard, elle est surtout tendineuse. Le tendon ancien et le tendon néoformé peuvent cependant se distinguer encore, après plusieurs mois, par leur différence de richesse cellulaire et aussi par leur réaction différente vis-à-vis des colorants (hématoxyline éosine). Quand l'opération n'est pas complètement aseptique, et qu'il y a une légère infection, c'est la prolifération conjonctive qui prédomine notablement sur la formation de tissu tendineux.

« La guérison était très retardée, lorsqu'il se produisait des hémorragies dans le territoire opératoire.

« Très intéressant est le sort de la portion du tendon comprise entre les points de suture et qui se trouve en quelque sorte sectionnée. On y reconnaît tout d'abord une dégénérescence des faisceaux tendineux sectionnés par la suture. Les processus régressifs du tissu tendineux consistent dans la disparition des noyaux, la dissociation des faisceaux et la fonte homogène des fibres. Dans les parties tendineuses dégénérées, arrivent un grand nombre de leucocytes et de cellules migratrices, dont la transformation produit d'abord du tissu tendineux conjonctif et plus tard du tissu tendineux. Plus la cicatrice est de date ancienne, plus son contenu cellulaire et sa richesse en vaisseaux diminuent, tandis que les substances intermédiaires augmentent ; mais, même après des mois, les processus d'émigration et d'immigration, de même que la formation et la transformation de la cicatrice ne sont pas terminés. »

Ces recherches microscopiques ont un grand intérêt pratique, car elles expliquent un certain nombre de faits, sur lesquels la clinique avait déjà appelé l'attention.

La moindre infection gêne l'évolution de la cicatrice et partant peut compromettre gravement le succès d'une anastomose musculo-tendineuse, d'où le précepte, d'ailleurs général en chirurgie, de n'opérer qu'après une asepsie rigoureuse.

Une hémostase soignée est nécessaire, car la présence d'un épanchement sanguin ou d'un caillot entre les surfaces tendineuses en contact peut retarder considérablement la guérison.

Comme le processus de cicatrisation est lent et dure plusieurs mois, il est de toute nécessité d'assurer pendant longtemps l'immobilisation du tendon opéré. C'est pour cela que nous avons conseillé l'emploi d'une gouttière plâtrée pendant au moins un mois, et dans la suite, le port d'un soulier orthopédique léger destiné à soutenir le pied dans une bonne attitude et même à aider, dans son action, un muscle affaibli.

OBSERVATIONS

OBSERVATION n° 1 (*personnelle*).

*Pied bot talus droit avec léger degré de valgus. Paralysie du soléaire
et des jumeaux. Greffe musculo-tendineuse des tendons du jambier postérieur et du long péronier latéral sur le tendon d'Achille. Guérison. —
Paralysie du jambier antérieur gauche; greffe musculo-tendineuse de
l'extenseur propre. Guérison.*

Amélie G...; âgée de huit ans, entre le 29 avril 1901 dans le service
de M. Jalaguier.

Antécédents héréditaires. — Rien à signaler; trois sœurs et un frère
bien portants.

Antécédents personnels. — Élevée en nourrice dans de très mauvaises
conditions, notre malade fut atteinte successivement de diarrhée
verte, de coqueluche, de rougeole et de scarlatine. Environ six mois
après cette dernière maladie, survenue à l'âge de trois ans, l'enfant
qui jusque-là avait marché normalement présenta assez brusque-
ment de la faiblesse des membres inférieurs et des troubles de la
marche. Il est impossible d'obtenir d'autres renseignements sur
l'apparition de cette paralysie infantile.

Dans la suite la marche serait devenue possible avec des souliers
orthopédiques, et le massage aurait amélioré considérablement l'état
de la jambe gauche. Le pied présentait cependant un équinisme très
prononcé, et M. Jalaguier a pu le corriger en partie par une ténotomie sous-cutanée du tendon d'Achille.

État actuel. — La malade jouit d'une bonne santé et n'a aucune
affection viscérale. Elle présente seulement des troubles de la
marche; elle traîne un peu son pied droit qui n'appuie sur le sol
que par le talon et la partie postérieure du bord interne du pied. Le
pied est donc en talus valgus; il ne présente pas de déformations
osseuses. Les mouvements imprimés au pied se font sans difficulté,
il n'y a qu'une légère rétraction des muscles extenseurs; le pied
étant fléchi sur la jambe son extension ne se fait que faiblement et le
tendon d'Achille ne se tend pas.

La jambe droite est considérablement atrophiée; la mensuration
pratiquée au niveau du mollet donne une circonférence de 2 centimètres plus petite que du côté gauche; il y a de plus à ce niveau un
épaississement considérable de la graisse sous-cutanée.

La jambe gauche est un peu amaigrie; le pied gauche est en position normale et a conservé tous ses mouvements volontaires; seul
le relèvement du bord interne du pied est très diminué.

Examen électrique. — (*Note communiquée*, par M. le Dʳ Allard.)

Jambe droite. — Les muscles de la région antéro-externe de la jambe et le pédieux répondent normalement à l'excitation électrique. Mais l'excitabilité est abolie dans les muscles jumeaux et soléaire ; elle est conservée pour les fléchisseurs des orteils et le jambier postérieur.

Jambe gauche. — La contractilité électrique est bonne pour tous les muscles de la région antérieure, sauf pour le jambier antérieur où elle est abolie ; il existe une hyperexcitabilité très nette dans les jumeaux et le soléaire.

Première opération. — Pratiquée le 9 mai 1900 par M. Jalaguier, sur la jambe droite.

On fait, après anesthésie sous chloroforme, une incision allant du milieu du mollet à un centimètre environ de l'insertion du tendon d'Achille sur le calcanéum ; par cette incision on met à nu le tendon et les plans musculaires après section de l'aponévrose superficielle. On fend en dedans l'aponévrose profonde le long du bord interne du muscle et on met à nu le muscle jambier postérieur ; en dehors on rend de même visible le muscle long péronier latéral. Chacun de ces muscles est dédoublé et on en mobilise la portion musculo-tendineuse contiguë au tendon d'Achille. Après section pour chaque muscle de la partie inférieure du tendon correspondant au segment que l'on veut isoler, le tendon d'Achille lui-même est divisé en trois portions en ayant soin d'y comprendre des fibres musculaires dégénérées : deux portions latérales, interne et externe, et une portion médiane. On mobilise les portions latérales et on les sépare inférieurement de la continuité du tendon ; la portion médiane est laissée telle quelle. Puis on suture, avec des fils de catgut nº 1 disposé en **U**, la partie interne avec le lambeau du jambier postérieur, la partie externe avec celui du long péronier latéral.

Par-dessus le tout l'aponévrose superficielle est refermée par un surjet au catgut nº 1. Suture de la peau par une série de points séparés au catgut nº 00. La jambe et le pied, ce dernier en extension forcée, sont placés dans une gouttière plâtrée.

Les jours suivants rien de particulier à noter, le malade va aussi bien que possible ; pas d'élévation de température, pas d'œdème, pas de douleur du membre opéré.

Le 24 mai, ablation de la gouttière et du pansement ; les fils de catgut sont presque tous résorbés, ablation des quelques fils qui persistent. La malade est capable de redresser le pied après flexion et l'on sent également le soulèvement du tendon d'Achille ; on lui fait exécuter ainsi quelques mouvements volontaires, puis le membre est replacé dans la même gouttière plâtrée.

Les jours suivants on enlève l'appareil pendant quelques instants et l'on recommence quelques mouvements volontaires. Enfin le 11 juin on pratique une exploration électrique qui montre qu'en portant l'excitation sur le point d'élection du long péronier latéral on obtient nettement l'extension du pied sur la jambe et l'on sent parfaitement le soulèvement du tendon d'Achille.

A partir de cette date il est pratiqué régulièrement tous les deux jours du massage et de l'électrisation faradique de la jambe droite.

Deuxième opération. — Le 12 juillet 1901, M. Jalaguier pratique une nouvelle intervention, mais cette fois sur la jambe gauche. Une incision est faite à un travers de doigt environ du bord antérieur du tibia, allant dans la partie moyenne de la jambe à 2 centimètres au-dessus du sommet des malléoles.

Après section de la peau et du tissu cellulaire sous-cutané on rencontre le nerf musculo-cutané qui est récliné en dehors ; l'aponévrose superficielle incisée laisse apercevoir les muscles jambier antérieur et extenseur propre du gros orteil qui sont alors disséqués dans toute l'étendue de la plaie sur leurs faces en contact. Les fibres dégénérées du jambier antérieur sont désinsérées du tendon sur la moitié de sa largeur. Le muscle extenseur propre est dédoublé dans le sens vertical, et la partie interne mobilisée est séparée en bas du reste du tendon. Ce lambeau musculo-tendineux est introduit dans les lèvres tendineuse et charnue du jambier antérieur, et est fixé là par quatre points en **U** au catgut n° 1 ; par-dessus le tout un surjet est pratiqué avec un catgut de même diamètre.

Les lèvres de l'incision aponévrotique sont rapprochées assez facilement par des fils en **U** au catgut n° 1 que l'on noue ensuite entre eux. La peau est suturée par une série de fils au catgut n° 00. La jambe gauche après application du pansement est placée dans une gouttière plâtrée, le pied étant en flexion et en rotation en dedans.

Les jours suivants l'état de la malade fut excellent. L'appareil et le pansement sont enlevés le 2 août ; les catguts superficiels sont entièrement résorbés ; mais un des fils a produit un léger point de sphacèle superficiel de la dimension d'une grosse tête d'épingle. On fait exécuter quelques mouvements volontaires pendant lesquels on sent se tendre le tendon du jambier antérieur. La jambe est replacée dans la gouttière plâtrée que l'on retire de temps à autre pour permettre l'exécution de quelques mouvements volontaires.

Le 12 août, ablation définitive de l'appareil et tous les deux jours massage et électrisation.

Le 1ᵉʳ septembre la malade quitte l'hôpital. A partir de cette date la malade revient tous les quinze jours ; l'électrisation et le massage sont continués dans sa famille. Au commencement d'octobre elle se soulève sur la pointe du pied droit ; les mouvements du jambier antérieur sont normaux. Depuis cette dernière date l'amélioration a toujours augmenté (janvier).

OBSERVATION N° 2 (*personnelle*).

Pied plat valgus paralytique gauche. Abolition de la contractilité dans les muscles de la région antérieure. Ténotomie du tendon d'Achille. Ostéotomie du tibia et du péroné. Greffe musculo-tendineuse. Amélioration considérable.

Le nommé P..., Albert, âgé de quinze ans, entre pour la première fois dans le service de M. le Dʳ JALAGUIER le 10 novembre 1900. L'affection a débuté vers le huitième mois environ après sa naissance, et le seizième mois une ténotomie du tendon d'Achille avait été pratiquée par de SAINT-GERMAIN ; une légère amélioration dans la position du pied s'était manifestée, mais elle n'avait été que de courte durée.

Les antécédents héréditaires et personnels ne donnent aucun renseignement particulier.

A l'entrée du malade dans le service, le pied gauche, le seul atteint, est en valgus avec subluxation en dehors, hypertrophie de la malléole

externe et pied plat. La jambe et la cuisse sont le siège d'une amyo-
trophie considérable masquée en partie par une hypertrophie du
tissu adipeux sous-cutané. Pas d'autres troubles trophiques, si ce
n'est une diminution, appréciable à la main, de la température locale.

Le 13 novembre, section du tendon d'Achille et redressement du
pied ; ce dernier temps se fait sans résistance. Le pied étant placé en
flexion sur la jambe, les deux extrémités du tendon sectionné sont
distantes l'une de l'autre de 2 centimètres en-
viron. Pansement occlusif au stérésol et application de quelques tours de bande plâtrée.

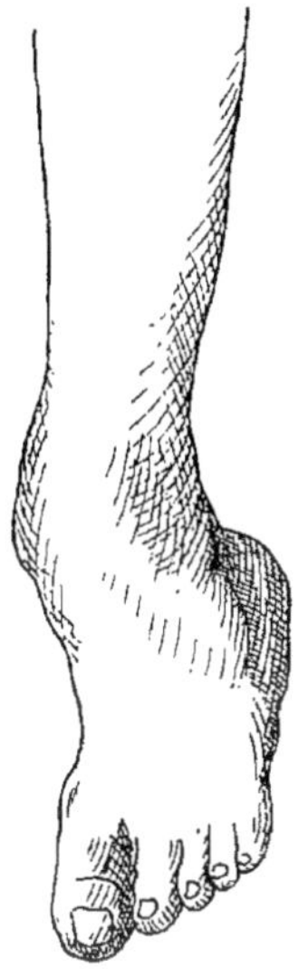

Le 25 novembre, le malade sort de l'hôpital
mais il est toujours porteur de son appareil
plâtré que l'on n'enlève que le 12 décembre.
On constate à cette date que le tendon d'Achille
est entièrement régénéré ; on prescrit du massage. Au mois de février 1901 le malade rentre
de nouveau à l'hospice des Enfants-Assistés ; il
a toujours une difficulté extrême dans la marche
malgré la dernière ténotomie pratiquée.
M. JALAGUIER songe alors, pour combattre le
valgus, à pratiquer une ostéotomie portant sur
le tibia et le péroné, et à corriger ensuite la
déviation par la mise dans une gouttière
plâtrée. Cette intervention est pratiquée le
25 février et consiste en une ostéotomie linéaire
pour le péroné, et cunéiforme pour le tibia,
portant au-dessus des malléoles. Les plaies cutanées sont suturées au catgut, et le membre
étant placé en rotation en dedans est mis dans
un appareil plâtré circulaire, que le malade
conserve jusqu'au 18 mars. A cette date, on
remet un nouvel appareil plâtré qui est remplacé le 25 avril par un soulier orthopédique
avec tuteur externe.

Le malade revient au mois d'août à la con-
sultation. Il est amélioré mais se fatigue encore
beaucoup par la marche, et vers le soir son

Fig. 15. — Avant l'os-
téotomie et l'anasto-
mose.

pied lui semble lourd à soulever. Il entre alors pour la troisième fois,
le 27 août, dans le service où l'on se décide sans grand espoir à tenter
une greffe musculo-tendineuse.

Examen électrique. (*Note remise par* M. le Dr ALLARD.)

« Diminution considérable des excitabilités faradique et galvanique
dans le quadriceps, le biceps, le demi-membraneux et le demi-tendineux.

« A la jambe, le nerf sciatique poplité externe est inexcitable par
les deux courants, ainsi que les muscles de la région antéro-externe.
L'excitabilité est conservée quoique diminuée dans les muscles
jumeaux et soléaire ainsi que dans les fléchisseurs des orteils. Le
pédieux est inexcitable. »

Opération. — Pratiquée par M. le Dr JALAGUIER le 30 août. Pendant
l'intervention survient une alerte chloroformique grave.

Incision sur la face postérieure de la jambe du milieu du mollet,
à 2 centimètres environ de l'insertion calcanéenne du tendon

d'Achille; cette incision est faite sur la ligne médiane. Incision de l'aponévrose postérieure.

Le tendon du triceps et les fibres musculaires de ce muscle sont mis à nu dans toute l'étendue de la plaie. Le bord interne du muscle est disséqué, séparé de la couche profonde et soulevé. Avec un bistouri on prélève sur ce bord un segment musculaire comprenant la hauteur de l'incision, et le tiers environ de la largeur du muscle. Ce segment musculo-tendineux à base supérieure adhérente est bien mobilisé.

Une nouvelle incision est faite à la région antérieure, en dehors du muscle jambier antérieur, incision étendue de la base des malléoles à une dizaine de centimètres au-dessus. Après incision de l'aponévrose jambière antérieure, le muscle jambier antérieur, complètement dégénéré, est mis à nu, et fendu dans la moitié de son épaisseur.

Une troisième incision, oblique, faite au niveau d'un sillon osseux, vestige de l'ostéotomie avec redressement faite antérieurement, est alors pratiquée. Cette incision oblique de haut en bas et d'arrière en avant réunit les deux premières incisions, en passant sur la face interne de la jambe. Elle commence à l'union du tiers supérieur et du tiers moyen de l'incision postérieure, pour aboutir à l'union du tiers moyen et du tiers inférieur de l'incision antérieure. Cette incision oblique croise la veine et le nerf saphènes internes, qui sont alors isolés sur une certaine étendue.

Le segment musculaire tricipital est alors passé sous ce paquet vasculo-nerveux, et repose sur l'encoche signalée à la face interne du tibia.

Le pied étant mis en position moyenne, le bout périphérique du segment actif est inclus dans la gouttière du muscle jambier antérieur et maintenu en place par trois anses en **U** au catgut n° 1 et par un surjet au même catgut.

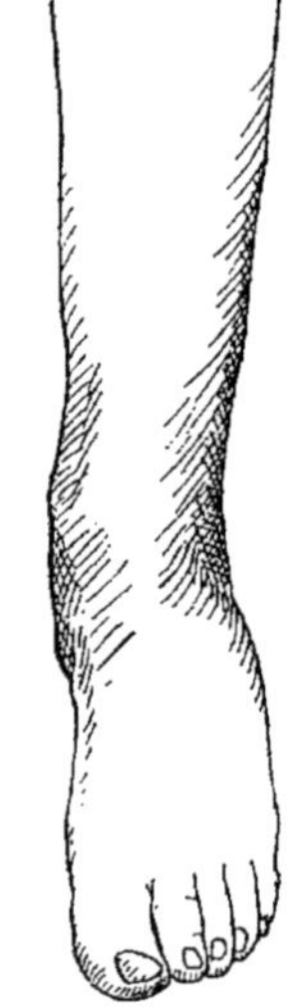

Fig. 16. — Le même après intervention.

Quelques points séparés, placés çà et là, rapprochent dans la mesure du possible les lèvres des incisions aponévrotiques. Une série de points au catgut n° 00, affrontent les lèvres des incisions cutanées.

On applique ensuite un pansement aseptique, et une gouttière plâtrée, maintenant le pied en position moyenne.

Les suites opératoires furent des plus simples, il n'y eut ni élévation de température, ni douleurs.

Le 20 septembre, la gouttière et le pansement sont enlevés. Tous les catguts sont résorbés, la réunion est parfaite. La position du pied est excellente. Après quelques mouvements passifs, car les mouvements volontaires sont encore impossibles, la jambe est replacée dans une nouvelle gouttière plâtrée, et le malade commence à marcher.

Le 30 septembre, ablation définitive de la gouttière plâtrée, le malade marche à l'aide d'un soulier orthopédique léger, avec deux tuteurs latéraux. A partir de cette date tous les jours massage, tous les deux jours électrisation.

Le 29 novembre le malade quitte l'hôpital. Il marche toute la journée sans fatigue, et peut même se passer de son soulier orthopédique et marcher avec des chaussons sans que son pied se dévie. Les mouvements volontaires sont encore très limités et l'extension et la flexion se font, mais faiblement. L'excitation faradique portée au point d'élection du jumeau interne ou dans le voisinage du point d'élection interne du soléaire, amène un léger soulèvement du tendon du jambier antérieur.

En résumé, grande amélioration, due surtout à ce fait que le pied est maintenu d'une façon élastique en bonne position, et que par suite la marche est devenue plus aisée et beaucoup moins fatigante.

OBSERVATION n° **3** (*personnelle*).

Double pied bot paralytique. — A droite en varus équin, à gauche pied ballant. — Laxité anormale des ligaments articulaires. — Greffes musculo-tendineuses multiples.

Le nommé R..., Louis, âgé de huit ans et demi, entre dans les premiers jours d'avril 1901, dans le service de M. le Dr JALAGUIER.

Antécédents héréditaires. — Aucune particularité à signaler.

Antécédents personnels. — Pendant toute sa première enfance, le petit malade a joui d'une bonne santé. A quatre ans, sans cause appréciable, sans que l'enfant ait été obligé de garder le lit les jours précédents, apparaît du soir au matin une paralysie frappant les deux membres inférieurs. Cette paralysie d'abord complète, se limite ensuite à un certain nombre de groupes musculaires et s'améliore encore un peu dans la suite, sous l'influence de séances d'électrisation qui sont faites assez régulièrement pendant un an et demi environ. A six ans, rougeole bénigne; depuis cette date, la santé de l'enfant a toujours été bonne.

Examen électrique. (*Note communiquée*, par M. le Dr ALLARD.)

Membre inférieur droit. — Cuisse normale. A la jambe l'excitation du nerf sciatique poplité externe détermine la contraction de l'extenseur commun des orteils et de l'extenseur propre du gros orteil seulement ; l'excitabilité directe de ces muscles est normale.

Le pédieux et le jambier antérieur sont inexcitables par les deux courants. Les péroniers se contractent légèrement sous leur influence ; les jumeaux et le soléaire ont une contraction brusque et exagérée ; la contraction est normale pour le fléchisseur propre et le fléchisseur commun des orteils.

Membre inférieur gauche. — Cuisse normale. A la jambe l'excitation du nerf sciatique poplité externe détermine la contraction du jambier antérieur seul ; l'excitation directe de ce muscle est normale.

L'extenseur commun des orteils, l'extenseur propre du gros orteil sont inexcitables ; les péroniers latéraux et le pédieux ne sont que légèrement excitables. Il existe une abolition complète des contractilités galvanique et faradique dans les jumeaux et le soléaire ; la contraction est normale dans le fléchisseur propre et dans le fléchisseur commun.

État actuel. — Les deux épines iliaques antéro-supérieures étant mises de même niveau, on constate que le membre inférieur gauche

présente un raccourcissement de un centimètre. Le pied droit est en
varus équin avec forte rétraction du tendon d'Achille ; à gauche le
pied est en équin simple. La longueur des fémurs est la même ; la
jambe gauche est plus courte d'un centimètre, elle est aussi moins
développée. Les deux jambes présentent une hypertrophie adipeuse
considérable. Les mensurations pratiquées sur les jambes donnent :
à droite au tiers supérieur 18 centimètres de circonférence, au tiers
moyen 13 centimètres, au tiers inférieur 13 centimètres ; à gauche au
tiers supérieur 17 centimètres, au tiers moyen 14 centimètres, au
tiers inférieur 12 centimètres.

Les articulations sont indemnes de toute lésion ; on peut imprimer
au membre tous les mouvements passifs que l'on désire sans éprouver de difficulté, sauf pour le pied droit où la flexion du pied est
impossible. Les ligaments des articulations tibio-tarsiennes, surtout
à gauche, sont très relâchés.

Première intervention. — Le 6 mai, après anesthésie au bromure
d'éthyle, section sous-cutanée du tendon d'Achille du côté droit à
deux travers de doigt et demi de son insertion, et mise du pied, dans
une gouttière plâtrée en flexion maximum sur la jambe.

Le 26 mai, ablation de la gouttière plâtrée ; le tendon d'Achille est
presque entièrement régénéré ; il n'y a pas de solution de continuité,
mais la partie reformée n'a pas encore le même volume que les parties primitives, ce qui permet de mesurer à peu près la longueur
du segment régénérée qui atteint tout près de 3 centimètres.

Deuxième intervention. — Le 14 juin, après anesthésie au chloroforme, l'intervention suivante est pratiquée sur le membre droit. Une
incision parallèle au bord antérieur du tibia est faite à un centimètre
environ de ce bord et en dehors de lui, incision allant jusqu'au
milieu d'une ligne réunissant les bases des malléoles. La peau et le
tissu cellulaire sous-cutané, formant dans leur ensemble une épaisseur de un centimètre et demi environ, sont sectionnés. L'aponévrose
jambière mise à nu est fendue parallèlement à l'incision cutanée, sur
l'intervalle tangible qui sépare le jambier antérieur des extenseurs.

Le tissu musculaire du jambier antérieur a disparu et est remplacé
par une masse jaunâtre ne présentant pas de faisceaux musculaires
conservés ; quant aux extenseurs, ils paraissent macroscopiquement
sains. Le tendon du jambier antérieur est bien mis à nu et isolé du
tissu cellulaire avoisinant, ainsi que les fibres musculaires, ou plutôt
la masse jaunâtre qui s'y insère.

Puis à l'union de ce tendon et de cette masse, sur le bord externe
du tendon, avec le bistouri on désinsère les fibres musculaires de
façon à former une gouttière mi-tendineuse, mi-musculaire sur toute
la longueur de la plaie, ayant comme profondeur la moitié de la
largeur du tendon.

Le court extenseur est séparé en deux faisceaux : un faisceau inférieur petit, qui conserve son attache normale sur le tendon, et un
faisceau supérieur avec la partie tendineuse adjacente.

Le faisceau supérieur est bien mobilisé, puis introduit dans la
fente du jambier antérieur, fente limitée en avant et en dehors par la
lamelle aponévrotique, en arrière et en dedans par le vestige des
fibres musculaires ; quatre points en **U** au catgut n° 1 suturent l'un à
l'autre les deux muscles.

Le chef inférieur du muscle extenseur propre étant très faible, est

suturé avec l'extenseur commun, après avivement, par trois points
(deux en **U** et un point ordinaire) au catgut n° 1. La gaine aponévrotique est reconstituée avec assez de difficulté par une série de points
en **U** avec du catgut n° 0. La suture de la peau est faite avec des
points au catgut n° 00.

Une seconde incision est pratiquée à la face postéro-externe de la
jambe sur le bord externe tangible du triceps sural. Cette incision,
longue de 12 centimètres, ne dépasse pas en bas la base de la malléole
externe. L'aponévrose jambière est fendue dans toute la longueur de
la plaie sur les muscles péroniers, qui sont absolument dégénérés.
L'aponévrose est ensuite fendue de nouveau sur le bord externe du
triceps qui est mis à nu, libéré et attiré fortement dans la plaie opératoire. A un travers et demi de doigt de ce bord, en pleine masse
musculaire, on pratique une boutonnière longitudinale dans laquelle
sont placés les bouts périphériques des péroniers sectionnés transversalement. On suture le tout par trois points en **U** au catgut n° 1.
La gaine est reconstituée par une série de points en **U** au catgut n° 0.
La suture de la peau est pratiquée par des points séparés au catgut
n° 00.

Une gouttière plâtrée, maintenant le pied en extension sur la
jambe et en rotation externe, est ensuite appliquée.

Le 6 juillet, ablation de la gouttière et du pansement. La plaie est
cicatrisée et les catguts cutanés résorbés. Le malade ne peut pas
encore relever son pied volontairement; mais sous l'influence du
courant électrique avec électrode placée au niveau du point d'excitation de l'extenseur propre, on sent le tendon du jambier antérieur
se déplacer sous le doigt, et on le voit faire un léger relief sous la
peau.

Application d'une nouvelle gouttière plâtrée maintenant le pied en
position moyenne, et avec laquelle on laisse marcher le malade.
Cette gouttière est enlevée le 20 juillet, et à partir de cette date le
malade porte des souliers à tuteurs, et est soumis à un massage
régulier et à des séances d'électrisation de la jambe malade.

Mais l'intervention pratiquée sur les péroniers n'a pas donné tout
le résultat qu'on attendait; peu à peu par suite de l'action du jambier
antérieur le pied est attiré en dedans, et un varus se dessine qui
s'accentue de jour en jour.

Troisième intervention. — Le 3 octobre, après anesthésie au chloroforme, est pratiquée, sur le membre gauche, l'intervention suivante:
incision de la peau depuis le milieu du mollet jusqu'au-dessous de
l'insertion du tendon d'Achille sur le calcanéum. L'aponévrose jambière est incisée pareillement. Le tendon d'Achille est libéré dans
toute l'étendue de la plaie et récliné en dedans et en arrière. Le
feuillet postérieur de l'aponévrose du triceps sural est fendu et permet
de voir le muscle fléchisseur propre qui est un peu pâle. Le paquet
vasculo-nerveux est alors libéré dans toute l'étendue de l'incision,
puis les muscles fléchisseur commun et jambier postérieur sont isolés
et reconnus complètement dégénérés. L'anastomose n'est donc possible qu'avec le fléchisseur propre.

Ce muscle est dédoublé en haut jusqu'à 2 centimètres environ de
son insertion supérieure, en bas il est attiré fortement et sa coulisse
tendineuse est légèrement fendue pour permettre de dédoubler fort
loin le tendon et de déplacer ainsi une languette interne musculo-

tendineuse descendant une fois mobilisée jusqu'à l'insertion calcanéenne du tendon d'Achille. Ce dernier est fendu sur son bord interne de façon à permettre l'introduction entre ses deux lèvres du lambeau mobilisé ; de plus, au niveau de l'insertion calcanéenne le périoste est décollé sur le bord interne. Les surfaces à anastomoser sont maintenues en contact par trois pinces de Chaput, et on place cinq fils en **U** au catgut n° 1. A la partie inférieure, l'extrémité du lambeau du fléchisseur est introduite sous le périoste décollé et fixée là par un point de catgut. La gaine aponévrotique superficielle est refaite par un surjet au catgut n° 0 et cette fermeture est assez difficile car l'aponévrose se déchire. Suture de la peau par un surjet au catgut n° 00 et pansement de la plaie avec de la gaze stérilisée. Par-dessus le pansement, mise d'une gouttière plâtrée, le pied étant placé en extension forcée sur la jambe.

Le 23 octobre, ablation de la gouttière plâtrée. La plaie est complètement cicatrisée, les catguts résorbés. Le malade meut volontairement mais faiblement son pied, et l'on sent la portion inférieure du tendon d'Achille faire une légère saillie sous la peau. On fait exécuter ainsi quelques mouvements actifs et passifs au malade et sa jambe est replacée dans une gouttière plâtrée.

Quatrième intervention. — Le 25 octobre 1901, après anesthésie au chloroforme, quatrième intervention destinée à corriger la déviation en varus du pied droit par suite de la non-réussite de l'anastomose avec les péroniers.

Une incision est pratiquée sur la cicatrice de l'intervention faite précédemment à cette jambe, allant du milieu du mollet jusqu'au niveau de la pointe de la malléole sur le bord externe du triceps et se recourbant à son extrémité inférieure pour venir passer au-dessous de la malléole à mi-chemin de celle-ci et de la plante du pied, et s'arrêter à un centimètre environ de la pointe malléolaire, mais en avant d'elle. Après section de la peau et du tissu cellulaire sous-cutané, on isole sur toute leur longueur la veine saphène externe et le nerf saphène externe qui sont réclinés fortement en dehors, de façon à permettre d'aborder le bord externe du triceps sural. Mais là, la difficulté est assez grande par suite de l'opération pratiquée antérieurement. La région est très vasculaire, les tissus assez friables.

Enfin on arrive à isoler le segment inférieur du tendon d'Achille, et c'est alors qu'en remontant, on rencontre le point d'implantation des péroniers dans le triceps (opération précédente). On sépare les trois muscles qui sont fortement adhérents ; mais les péroniers sont constitués seulement par une masse jaunâtre graisseuse, le tendon n'apparaissant que plus bas. L'isolement de ce segment inférieur des péroniers est alors pratiqué jusqu'au-dessous de la malléole de façon à bien dégager leurs tendons. Le tendon d'Achille est fendu depuis la partie moyenne du mollet jusqu'à l'extrémité inférieure de la plaie cutanée, dans toute son épaisseur, et dans le sens antéro-postérieur, de façon à bien séparer le tiers externe environ du tendon.

Le segment ainsi délimité est sectionné transversalement à la partie inférieure, de façon à délimiter une languette musculo-tendineuse. Les tendons des péroniers sont fortement attirés au dehors, et le pied porté en rotation externe avec extension.

Le lambeau du triceps est alors placé entre les deux péroniers ainsi attirés et fixé par quatre points en **U** au catgut n° 1. Pour empêcher que le nouveau muscle ainsi formé n'adhère par sa surface cruentée avec la portion restante du triceps, on passe sur le bord interne du segment anastomotique un point de catgut qui est fixé à la face profonde de la peau, à distance du triceps, près des lèvres de l'incision cutanée.

L'aponévrose superficielle étant impossible à refaire, un surjet profond pratiqué au catgut n° 0 ramasse tous les lambeaux aponévrotiques et cellulaires. La plaie cutanée est fermée par un surjet au catgut n° 00.

Pansement à la gaze aseptique. Application d'une gouttière plâtrée, le pied étant mis en rotation en dehors et en légère extension.

1er novembre. — Ablation définitive de la gouttière plâtrée, du côté gauche, et à partir de cette date, tous les jours, la jambe gauche est massée et électrisée.

15 novembre. — Ablation de la gouttière plâtrée de la jambe droite ; la réunion est parfaite. On fait exécuter quelques mouvements passifs, car les mouvements volontaires ne s'exercent d'une manière bien nette que pour le muscle jambier antérieur suppléé par l'extenseur propre lors d'une intervention antérieure. L'excitation de la portion externe du triceps amène un léger soulèvement des tendons des péroniers latéraux. Le même appareil plâtré est remis ; le malade se lève maintenant toute la journée.

25 novembre. — Ablation définitive de l'appareil plâtré de la jambe droite ; il est remplacé par un soulier orthopédique léger, à tuteur externe.

28 novembre. — Le malade quitte l'hôpital, et revient tous les deux jours suivre un traitement consistant en massage et électrisation.

25 janvier 1902. — L'amélioration continue.

OBSERVATION n° 4 (*personnelle*).

Pied bot valgus équin paralytique droit. Ténotomie du tendon d'Achille. Anastomose de l'extenseur propre et du jambier antérieur. Amélioration considérable.

Le nommé D..., Paul, âgé de neuf ans, entre le 20 mai 1901 dans le service de M. le Dr JALAGUIER.

Antécédents héréditaires. — Le grand-père paternel du malade était alcoolique, il est mort à cinquante-deux ans ; le grand-père maternel est mort aussi à cinquante-deux ans, il s'enivrait fréquemment. Son père est mort à quarante-huit ans de néphrite ; sa mère vivante est en bonne santé. Il a deux sœurs bien portantes ; une autre sœur est morte à six ans, de méningite tuberculeuse.

Antécédents personnels. — Le petit D... a été élevé par sa mère, il a commencé à marcher à un an. A l'âge de trois ans, sans cause appréciable, la paralysie a débuté par le membre inférieur droit. Sa mère ne peut fournir aucun renseignement sur les circonstances qui ont accompagné l'apparition de cette paralysie (fièvre, etc...).

A trois ans et demi ; coqueluche à cinq ans et demi, rougeole. Depuis cette dernière infection le malade a toujours été bien portant ; il a suivi un traitement consistant en massage et électrisation pendant trois ans, traitement qui a amené une certaine amélioration.

LE ROY DES BARRES.   9

— 130 —

État actuel. — Le membre inférieur droit présente une atrophie musculaire considérable; léger degré d'hyperadipose sous-cutanée. Le membre est raccourci de 3 centimètres, et ce raccourcissement porte sur la jambe seulement, car les deux rotules sont exactement au même niveau. Le pied est en valgus équin ; on le ramène assez facilement presque en bonne position, mais dans les derniers temps de ce mouvement le tendon d'Achille se tend fortement.

Dans la marche le pied repose sur le bord interne dans toute son étendue. Le bassin est abaissé du côté droit pour combattre le raccourcissement, et la colonne vertébrale présente une courbure de compensation.

Examen électrique. — (*Note communiquée* par M. le Dr ALLARD.)

Membre inférieur gauche. — Normal.

Membre inférieur droit. — Diminution des excitabilités faradique et galvanique des muscles de la cuisse (droit antérieur principalement). A la jambe, contractilité légèrement exagérée pour les muscles extenseur commun des orteils, extenseur propre du gros orteil; très faible pour le jambier antérieur.

La contractilité des péroniers latéraux est normale. L'excitabilité électrique des muscles jumeaux et soléaire est diminuée. Les contractilités faradique et galvanique du fléchisseur propre du gros orteil sont abolies, diminuées dans le fléchisseur commun des orteils.

Le pédieux est inexcitable et les interosseux ne le sont que très peu.

Opérations. — Le 5 juin, ténotomie sous-cutanée du tendon d'Achille et mise d'une légère gouttière plâtrée qui est enlevée le 20 juin. A cette date le tendon est complètement reformé.

Le 8 juillet, le malade est endormi au chloroforme et une nouvelle intervention est alors pratiquée. La peau et le tissu cellulaire sous-cutané sont sectionnés par une incision parallèle au bord antérieur du tibia, à un centimètre en dehors de lui et se terminant à la hauteur des malléoles. L'aponévrose jambière incisée permet de se rendre compte de l'état des muscles sous-jacents : l'extenseur propre et l'extenseur commun des orteils paraissent sains, mais les fibres musculaires du jambier antérieur sont complètement dégénérées. Le tendon de ce muscle est alors isolé du tissu cellulaire avoisinant et mobilisé jusqu'aux premiers vestiges des fibres musculaires dégénérées. Puis le tendon du jambier antérieur est fendu en une gouttière qui reçoit le faisceau supérieur volumineux de l'extenseur propre du gros orteil sectionné transversalement. Quatre points de catgut n° 1 suturent l'un à l'autre les deux muscles. Le faisceau inférieur de l'extenseur propre est uni à l'extenseur commun. La gaine aponévrotique est reconstituée par une série de points en U au catgut n° 0. La suture de la peau est faite par des points isolés au catgut n° 00.

Le pied est placé dans une gouttière plâtrée en flexion forcée et en légère rotation en dedans. Les suites opératoires sont normales. La gouttière est retirée au bout de quinze jours, on enlève les quelques points de catgut non résorbés, la réunion est parfaite. On remet la la même gouttière qui est enlevée définitivement quinze jours après. A cette époque le petit malade peut exécuter un léger mouvement de flexion du pied avec élévation du bord interne ; et par l'excitation électrique portée au point d'élection de l'extenseur propre, on constate le soulèvement du tendon du jambier antérieur.

A partir de cette date, on institue un traitement consistant en électrisation et massage tous les deux jours.

Le 18 août le malade quitte l'hôpital avec une chaussure à tuteur externe.

Il est revu dans les premiers jours de septembre, la marche est devenue beaucoup plus facile, il élève maintenant avec assez de force le bord interne du pied. Le traitement institué à l'hôpital avant le départ du malade a été continué dans sa famille.

Vers le milieu d'octobre, le petit malade revient nous voir; l'amélioration est encore plus considérable, mais ce qui gêne le plus la marche est le raccourcissement de la jambe, car les mouvements volontaires du pied s'exécutent facilement. On conseille alors à la famille de le ramener dans les premiers jours de novembre, pour essayer de corriger ce raccourcissement par le port d'un soulier orthopédique surélevé.

OBSERVATION n° 5 (*personnelle*).

Pied bot valgus paralytique droit. Anastomose de l'extenseur propre et du jambier an'érieur.

La nommée Berthe B..., âgée de cinq ans et demi, entre le 18 novembre 1901 dans le service de M. le Dr JALAGUIER.

Antécédents héréditaires. — Aucune particularité à signaler.

Antécédents personnels. — La petite B... a été élevée au sein par sa mère. A neuf mois elle a commencé à marcher. A dix-huit mois, sans fièvre appréciable, sans que l'enfant, pour une cause quelconque soit obligée de garder le lit, se produit une attaque de paralysie infantile. La paralysie infantile ne frappe que le membre inférieur droit. A partir de cette date, un traitement consistant en massage, frictions, bains salés est institué et continué pendant presque deux ans.

A trois ans et demi notre petite malade est atteinte de rougeole. Depuis cette dernière maladie, elle a toujours été bien portante.

État actuel. — La malade ne présente aucune lésion viscérale. Le membre inférieur gauche est normal, le membre inférieur droit est atrophié; il y a une légère adipose sous-cutanée.

Voici le résultat des mensurations pratiquées sur les membres inférieurs :

A droite :

Longueur mesurée de l'épine iliaque antérieure et supérieure à la base de la rotule....................	27 centimètres.
Longueur mesurée de l'interligne articulaire du genou à la pointe de la malléole externe.................	20 —
Longueur mesurée de l'interligne articulaire du genou à la pointe de la malléole interne.................	18 cent. 1/2
Circonférence de la cuisse au tiers moyen...........	27 centimètres.
— du membre au niveau du genou.......	22 —
— à 2 centimètres au-dessous de la rotule............	19 —
— — au tiers moyen de la jambe.	17 —
— — au-dessus des malléoles...	12 —

A gauche :

Longueur mesurée de l'épine iliaque antérieure et supérieure à la base de la rotule	27	centimètres.
Longueur mesurée de l'interligne articulaire du genou à la pointe de la malléole externe	22	—
Longueur mesurée de l'interligne articulaire du genou à la pointe de la malléole interne	20 cent. 1/2	
Circonférence de la cuisse au tiers moyen	30	centimètres.
— du membre au niveau du genou	23	—
— — à 2 centimètres au-dessous de la rotule	21	—
— — au tiers moyen de la jambe	20 cent. 1/2	
— — au-dessus des malléoles	13 — 1/2	

Le pied droit est en valgus, mais est facilement ramené en position normale ; tous les mouvements passifs sont exécutés sans difficulté, sans qu'il y ait gêne par suite de rétraction tendineuse et musculaire. Il n'y a pas de laxité anormale des ligaments de l'articulation tibio-tarsienne. Tous les mouvements volontaires du pied sont possibles, sauf l'élévation du bord interne du pied, et pendant la flexion, le pied est dévié en dehors, et ne peut pas être maintenu en position directe. La marche un peu prolongée est pénible et s'accompagne de douleurs à la face interne de l'articulation tibio-tarsienne.

Normalement l'épine antéro-supérieure droite est plus basse que celle du côté opposé, et il y a une très légère courbure de compensation au niveau du rachis.

Le diagnostic porté est celui de paralysie infantile, limitée au seul muscle jambier antérieur du pied droit, diagnostic qui fut vérifié par l'examen électrique.

Examen électrique. — L'examen électrique pratiqué par M. le Dr Allard montra que tous les muscles de la jambe droite présentaient des réactions électriques normales, sauf le muscle jambier antérieur pour lequel il y avait abolition complète des contractilités faradique et galvanique.

Opération. — Le 22 novembre, M. le Dr Jalaguier pratique l'intervention suivante :

La peau et le tissu cellulaire sous-cutané sont incisés parallèlement à la crête du tibia, à un travers de doigt en dehors de cette crête. L'incision va depuis une ligne joignant les bases des deux malléoles presque jusqu'à l'union du tiers supérieur et du tiers moyen de la jambe. Le nerf musculo-cutané apparaît dans la partie inférieure de la plaie, il est récliné en dehors. L'aponévrose jambière est fendue sur l'extenseur propre, et les muscles sont ainsi mis à nu. Les fibres de l'extenseur commun et de l'extenseur propre sont saines, celles du jambier antérieur totalement dégénérées. L'extenseur propre est hypertrophié. Le jambier antérieur est dédoublé en gouttière dans toute l'étendue de la plaie, et dans cette gouttière est placé l'extenseur propre sectionné transversalement au niveau de la fin de son corps charnu. L'extenseur propre et le jambier sont suturés par quatre points en **U** au catgut n° 2 ; puis un surjet au même catgut referme la gouttière formée par le jambier. Toutes ces sutures ont été placées après correction au maximum de l'attitude vicieuse. Le segment inférieur de l'extenseur propre est suturé par deux points en **U** au catgut n° 2 sur l'extenseur commun avivé. Une série de points séparés solidarisés par la réunion des chefs voisins deux à deux, ferme l'aponévrose jambière. Suture de la peau par des points séparés au catgut n° 00. Un pansement sec aseptique est appliqué, et par-dessus une gouttière plâtrée, le pied étant mis en hypercorrection ; la gouttière remonte au-dessus du genou.

Les suites sont simples ; à partir du dixième jour, date de la sortie de l'hôpital, la malade se lève et commence à marcher avec une canne le quinzième jour. Le vingtième jour l'appareil et le pansement sont enlevés ; la plaie est parfaitement cicatrisée. Le pied est en bonne position ; en engageant la petite malade à fléchir le pied sur la jambe on sent sous le doigt le tendon du jambier antérieur se soulever.

Le membre est remis pendant dix jours dans une gouttière plâtrée avec laquelle la malade marche toute la journée. Elle revient à l'hôpital le 22 décembre, la gouttière est alors remplacée par un soulier orthopédique léger avec tuteur externe. A partir de cette époque, tous les deux jours, électrisation et massage. A cette date la malade arrive à élever le bord interne du pied, mais elle ne peut encore dissocier ce mouvement de l'action des extenseurs. Un électrode placé au point d'élection de l'extenseur propre amène le soulèvement du tendon du jambier antérieur et l'élévation du bord interne du pied. On constate de plus une adhérence de la partie inférieure de la cicatrice cutanée avec l'extenseur propre et le tendon jambier antérieur, et l'on voit cette cicatrice suivre les mouvements du tendon ; on recommande alors à la famille de masser, en insistant un peu au niveau de cette adhérence.

Le 25 janvier, l'amélioration est considérable ; l'adhérence du tendon à la peau a disparu ; de plus la petite malade fait contracter son extenseur propre (qui joue le rôle de jambier antérieur) indépendamment de l'extenseur commun.

CONCLUSIONS

L'anastomose musculo-tendineuse est une opération simple,
exempte de dangers.

Les expériences et les faits cliniques montrent qu'il existe des
phénomènes d'adaptation au niveau des centres nerveux, qui jus-
tifient l'emploi de cette intervention.

Parmi les procédés recommandés par les différents auteurs,
il faut choisir ceux qui sont basés sur la connaissance de la disposition des faisceaux musculaires, des vaisseaux et des nerfs
d'un muscle donné ; afin de conserver pour ainsi dire aux segments isolés, leur autonomie.

L'anastomose musculo-tendineuse est particulièrement indiquée
dans les paralysies peu étendues.

Ce genre d'intervention a été employé dans différentes variétés
de paralysies, mais surtout dans le cas de paralysie infantile (pied
bot paralytique en particulier), où elle peut rendre de grands
services.

BIBLIOGRAPHIE

I. — ANATOMIE ET PHYSIOLOGIE.

Bourgery et Jacob. — Anatomie descriptive ou physiologique. Paris, 1834.

Cruveilhier. — Traité d'anatomie descriptive.

Duchenne (de Boulogne). — Physiologie du mouvement, 1855.

Duchenne (de Boulogne). — Recherches électro-physiologiques et pathologiques sur les muscles qui meuvent le pied (*Arch. gén. de médecine*, n^os de juin, juillet, décembre 1856 et février 1857).

Duchenne (de Boulogne). — Orthopédie physiologique, ou déductions pratiques de recherches électro-physiologiques et pathologiques sur les mouvements du pied (*Bull. de thérapeutique*, 1858).

Duchenne (de Boulogne). — De la genèse du pied plat valgus par paralysie du long péronier latéral et du pied creux valgus par contracture du long péronier latéral (Mémoire adressé à la *Soc. de chirurgie*, 1860).

Duchenne (de Boulogne). — Prothèse musculaire physiologique des membres inférieurs (*Bull. de thérapeutique*, 1861).

Duchenne (de Boulogne). — De l'électrisation localisée et de son application à la pathologie et à la thérapeutique, 2e édition. Paris, 1861.

Farabeuf (L.-H.). — Précis de manuel opératoire.

Poirier (P.). — Traité d'anatomie humaine. Myologie, angéiologie, pa Poirier. — Névrologie (nerfs rachidiens), par Soulié.

Richer (P.). — Physiologie du mouvement.

Sappey (C.). — Anatomie descriptive.

Testut. — Anatomie humaine.

Winslow. — Traité des muscles, p. 160, n° 43.

II. — ANASTOMOSES TENDINEUSES DANS LES SECTIONS TENDINEUSES.

Champion. — Cité par Velpeau, *loc. cit.*

Duplay. — *Bull. de la Soc. de chir. de Paris*, 1876, p. 788.

Lefort (L.). — *Bull. de la Soc. de chir. de Paris*, 1875.

Missa. — *Gaz. salutaire*, 1770.

Polaillon. — *Bull. de la Soc. de chir. de Paris*, 1875.

Tillaux. — *Bull. de la Soc. de chir. de Paris*, 1875, 1876.

Velpeau. — *Médecine opératoire*, t. I, p. 512, 2e édition.

III. — ANASTOMOSES MUSCULO-TENDINEUSES DANS LA PARALYSIE INFANTILE.

Bela Gonczy von Biste. — Die Heilung eines Falles von totaler Radialislähmung durch Schnenplastik (*Centralbl. für Chir.*, 1901, n° 18, p. 475).

Berger. — *C. R. de la Soc. de chir.*, t. XXVII, n° 3, p. 53, séance du 23 janvier 1901.

Bocker (W.). — Ueber cerebrale Kinderlähmung (*Zeitschr. für Orthop. chir.* (Hoffa), Bd VII, 1, n° V, p. 102.

Bradfort (E. H.). — Tenoplastie surgery (*Ann. Surg. Phila.*, 1897, XXVI, 150-164).

Bradfort (E. H.). — *Tr. Am. Surg. Ass. Phila.*, 1897, 89-99.

Brunner et Schülthen. — *Correspondenzbl. für Schweiz. Aertze*, 1898, 587-589.

Brunner et Schülthen. — *Ibid.*, 1898, 641.

Bruns (P.). — *Centralbl. für Chir.*, 9 février 1901.

Brunswic. — Du pied bot paralytique et de son traitement. Thèse de Paris, 1895.

Calot. — *Congrès de chir. de Paris*, 1901.

Cappelen (A.). — Ueber Sehnenüberpflanzung und Sehnenplastik bei Radialislähmung (*Norsk. mag. for Lägevid*, 1899, August).

Cerné. — Traitement du pied bot paralytique par l'anastomose tendineuse (*Normandie méd.*, 1893, VII, p. 397).

Codivilla. — Transplantations tendineuses en orthopédie, 1900, p. 226.

Drobnik. — Sur le traitement du pied bot paralytique (*Gazeta de Karsk-Varsovie*, 1895, 2, 5, XIII, p. 120-124).

Drobnik. — *Norving Likarskie*, 1894, p. 7.

Drobnik. — *Deutsche Zeitschr. für Chir.*, Bd XLIII, n° 16, p. 493.

Eulenburg. — Zur therapie der Kinderlähmung Sehnen über Pflanzung in einem Falle spastischer paraplégie (sogenannter Littlesche Krankheit) (*Deutsche med. Wochenschr.*, 1898, p. 213).

Eve (F.). — On tendon grafting or function transference in the treatment of infantile paralysis (*Brit. med. Journ.*, London, 1898, 1139-1141).

Forgue. — Thérapeutique chirurgicale des pieds bots (*Arch. méd. de Toulouse*, 1896, p. 468-479).

Forgue. — *Nouveau Montpellier médical*, 1896, t. V, p. 952.

Forgue et Reclus. — Traité de thérapeutique chirurgicale, 2ᵉ édition, Paris, 1898, t. I, p. 892.

Franke. — *Arch. für klin. Chir.*, t. LII, 1897.

Franke. — Ueber die operative Behandlung der Radialislähmung nebst Bemerkungen über die Sehnenuberflanzung bei spastischen Lähmungen (*Verhandlungen des Chirurgencongress*, 1898, p. 478).

Gérulanos. — *Soc. méd. de Kiel*, 5 juillet 1901.

Ghillini. — Neues verfahren der Sehnentransplantation (*Zeitschr. für Orthop. chir.*, 1895, Bd IV, p. 44-47).

Glück. — Ein Fall von Sehnentransplantation (*Berlin. klin. Wochenschr.*, 1901, 679-680).

Gocht (H.). — Beitrag zur Lehre von der Sehnenplastik (*Zeitschr. für Orthop. chir.* (von Hoffa), Bd VII, H. I, 1899. Stuttgart].

Goldthwait. — The direct transplantation of muscles in the treatment of paralytic deformities ; five cases of transplantation of the sartorius muscle (*Boston medical*, 1895, t. XXXIII, p. 447).

Goldthwait. — *Transact. of the Orthop. am. an.*, 1895.

Guyot. — *Congrès de méd. infantile de Nantes*, 1901.

Hacker. — Behandlung des Pes calcaneus paral. (*Wiener med. Presse*, 1886).

Hoffa. — *Berlin. klin. Wochenschr.*, 1899, 35.

Hoffa. — Zur Behandlung des Pes valgus (*Münchener med. Wochenschr.*, 1900, n° 15).

Hoffa. — Die experimentelle Begründung der Sehnenplastik (*Vorträg. gehalten in der chirurgischen Sektion der 73. Naturforscherversammlung zu Hamburg am 25 september 1901.*

Joachimsthal. — Nouvelle adaptation des muscles de la jambe après la guérison d'un pied bot (*C. R. de l'Acad. des sciences de Paris*, 1896).

Kirmisson. — *Congrès de chir.*, 1896.

Kirmisson. — *Bull. de la Soc. de chir.*, séance du 23 janvier 1901, t. XXVII, n° 3.

Knoop. — Ueber Sehnenplastik (*Inaug. Dissertation*, Freiburg, 1900).

Krynski. — *Centralbl. für Chir.*, 1895, n° 22.

Lange (F.). — Ueber periostale Sehnenverpflanzungen (*Zeitschr. für Orthop. Chir.* (von Hoffa), Bd VIII, H. 1, 1900. Stuttgart.

Le Dentu. — *Bull. de la Soc. de chir.*, séance du 23 janvier 1901, t. XXVII, n° 3.

Le Dentu. — *Revue d'orthopédie*, 1901.

Legendre (P.) et **Broca (A.).** — *Thérapeutique infantile médico-chirurgicale*, p. 501. Paris, 1894.

Lipburger. — Beitrag zur Sehnentransplantation (*Centralbl. für Chir.*, n° 22, p. 528, 1895).

Lunning (A.) et **Schulthess (W.).** — *Atlas und grundriss der Orthopädischen chir.* München. 1901, p. 97-104.

Maydl. — *Wiener med. Wochenschr.*, juin 1896.

Mauclaire. — Traité de chirurgie clinique et opératoire. Baillière et fils, t. X, 2e partie. Paris, 1901.

Metaxas-Zani. — Traitement du pied bot paralytique (*Journ. de clin. et de thérap. infantile*. Paris, 1898).

Metaxas-Zani. — Congrès périodique de gynécologie, d'obstétrique et de pédiatrie. Marseille, 1898.

Milliken. — Supplementary notes on tendon grafting and muscl. transplant. for following inf. paraly (*Med. Record New-York*, 1896, t. L, p. 771-773).

Nicoladoni. — Ueber Pes calcaneus (*Wiener med. Presse*, 1881, p. 46).

Nicoladoni. — Nachtrag zum Pes calcaneus und zur Transplantation des Peronealsehnen (*Arch. für klin. Chir.*, 1882, Bd XXVII, p. 660).

Nicoladoni. — Ueber den Zusammenhang von Wachstumstärung und Difformitäten (*Wiener med. Jahrb.*, 1885, n° 263).

Noble Smith (E.). — Paralytic deformities of the lower extremities, the principles of their surgical treatment. London, 1900. Smith, Elden and C°.

Noble Smith (E.). — Open operation for talipes equino-varus (*Brit. med. Surg.*, 11, 1288-1289, London, 1900).

Openshaw (W. T. H.). — Tendon re-implantation (*Med. Press and Circ.*, London, 1898, n. s. l. XVI, 670).

Parrish. — A new operation for para. talipes valgus (*New-York med. J.*, V., LVI, p. 402, 1892).

Parrish. — Cub. foot or talipes (*Louisville Month. J. M. a. S.*, 1900, VII, 206-210).

Péraire et **Mally.** — Traitement chirurgical de certains pieds bots paralytiques par la greffe anastomotique (*Médecine moderne*, 1898, nos 69, 70, 81, 82).

Péraire et **Mally**. — Traitement chirurgical de l'impotence fonctionnelle et des déformations consécutives à la paralysie infantile (*Gaz. hebd. de méd. et de chir.*, 7 octobre 1900).

Péraire. — *C. R. du Congrès int. de méd. et de chir.* Paris, 1900 (Section de chirurgie infantile).

Phelps. — *Acad. med. New-York,* avril 1894.

Philippoff (**M**me **Zénaïde**). — De la valeur des transplantations musculo-tendineuses dans le traitement du pied bot paralytique. Thèse de Paris, 1897.

Phocas. — Transplantation musculo-tendineuse dans le pied bot paralytique (*Revue d'Orthop.* Paris, 1890, p. 366).

Phocas. — *Leçons de chir. clinique orthopédique.* Paris, 1895.

Piéchaud et **Bergognié**. — De l'anastomose tendineuse dans les déviations du pied consécutives à la paralysie infantile (*Congrès de chir.* Paris, 1897, p. 727).

Redard. — Traité pratique de chirurgie orthopédique. Paris, 1892.

Rochard. — Traitement opératoire du pied bot talus paralytique (*Revue d'Orthopédie.* Paris, 1890, p. 336).

Rochet. — Des anastomoses tendineuses entre muscles sains et muscles paralysés, pour la correction des déviations et difformités paralytiques (*Lyon médical,* 1897).

Schachner (**A.**). — Transplantation of tendons for the correction of paralytic deformities (*Louisville Month. J. M. a. S.,* 1900, VII, 238-240).

Schultze. — Beitrag zur Behandlung des jugendlichen Klumpfusses. *Verhandl. d. Gesselsch. deutsch. Naturf. u. Aertze,* 71, Ven. 1899-1900. 2 Th., 2 Hälfte, 138).

Sudaka. — De l'anastomose musculo-tendineuse dans le traitement de certains pieds bots paralytiques. Thèse de Paris, 1901.

Tubby (**A. H.**). — *British med. Ass.* (Cheltenham, 30 juillet, 2 août 1901).

Tschudy. — *Correspondenzbl. f. Schweiz. Aertze,* 1898, p. 626.

Vegas (**Herreras M.**) y **Aquilar** (**D.**). — Sobre transplantacion de tendones (*Rev. Soc. méd. argentine,* Buenos-Aires, 1900, VIII, 238-248).

Vidal (**J.**). — Des anastomoses des tendons sains avec les tendons des muscles paralysés dans le pied bot paralytique. Thèse de Lyon, 1898.

Von Hacker. — Voy. Hacker.

Vulpius (**O.**). — *Aus der Orthopedisch-chirurgischen Praxis,* Leipzig, 1896-1898, Vert et C°.

Vulpius (**O.**). — Ueber die Heilung von Lähmungen und Lähmungendeformitäten mittelst Schnenüberpflanzung (*Sammlung klin. Vorträge,* 1897, n° 197).

Vulpius (**O.**). — Ueber das indications gebiet des Schnenüberpflanzung (*Klin. therap. Wochenschr.,* Vienne, 12 mars 1899).

Vulpius (**O.**). — *Naturhist. med. Verein Heidelberg,* 1900.

Vulpius (**O.**). — *Communication au Congrès int. de méd.* Paris, 1900, séance du 7 août (Section de chirurgie générale).

Vulpius (**O.**). — *Wiener med. Presse,* 30 septembre 1900.

White (**Sinclair**). — *British med. Assoc.* Cheltenham, 30 juillet, 2 août 1901. (Section des maladies infantiles.)

Winkelmann. — Du traitement chirurgical du pied bot paralytique (*Deutsche Zeitschr. f. Chir.,* Bd XXXIX, 1 et 2, p. 109, 1894).

Winkler (H.). — Ein Beitrag zur Statistik der Sehnenüberpflanzungen bei Nervenlähmungen (*Inaug. Dissert*. Greifswald, 1898).

IV. — PHYSIOLOGIE DES NERFS ; GREFFE NERVEUSE.

Barrago-Ciarella (O.). — La sutura dell' accessorio di Willis col faciale, nella paralisi del faciale (*Il Policlino*, Roma, febbraio 1901, fasc. 3, n° 21).

Bert (P.) et Marcacci. — Distribution des racines motrices du plexus lombaire (*C. R. de la Soc. de biologie*, juillet 1881).

Bert (P.) et Marcacci. — *Lo Sperimentale*, 1881.

Bidder. — *Müller's Arch.*, 1842.

Bréavoine (G.). — Traitement chirurgical de la paralysie faciale d'origine traumatique par l'anastomose spino-faciale (*Travaux de neurol. chir.*, n° 2, 1901).

Colugareanu et Henri. — *Soc. de biologie*, 1900.

Desprès. — *Gaz. hebd.*, 1876.

Faure (J.-L.) et Furet. — Traitement chirurgical de la paralysie faciale consécutive aux traumatismes intra-rocheux (*Gaz. des hôp.*, 8 mars 1898).

Faure. — *Congrès de chir.* Paris, 1898.

Faure. — *Ibid.* Paris, 1901.

Ferrier and Yéo. — The functionnal relations of the Motor Roots of the Brachial and Lumbo-sacral Plexuses (*Proceed. of the Royal Society of London*, 1881).

Floresco (N.). — Suture croisée des nerfs (*Arch. de méd. expér. et d'anat. path.*, juillet 1901, n° 4).

Forgue. — Thèse de Montpellier, 1883.

Floureus. — *Ann. des sc. naturelles*, 1828.

Gunn. — *Centralbl. f. Chir.*, 1886, S. 723. Referat.

Kennedy (R.). — On the restauration of coordinated movements after nerve crossing with interchange of function of the cortical centres (*Philosophical Transactions of the Royal Society of London*, séries B, vol. 194, 1901).

Lannegrâce et Forgue. — Distribution des racines motrices dans les muscles des membres (*Gaz. hebd. des hôp.*, 1883).

Lannegrâce et Forgue. — *Montpellier médical*, 1883.

Létiévant. — Traité des sections nerveuses. Paris, 1873.

Manasse (P.). — Ueber Vereinigung des N. facialis mit dem N. accessorius durch die Nervenpfropfung (*Langenbeck's Arch.*, 1900, Bd LXII, H. 1).

Neugebauer. — *Brun's Beiträge zur klin. Chir.*, Bd XV.

Oehl. — *Arch. ital. biol.*, 1895.

Polimanti. — Distribuzione funzionale delle radici motrici nei musculi degli arti (*Accad. med. di Genova*, 1894 ; *Lo Sperimentale*, 1894).

Rawa. — *Du Bois Raymond's Arch. f. Phys.*, 1885.

Russel. — An experimental Investigation of the nerve-roots wich enter into the Formation of the Brachial Plexus of the Dog. (*Philos. Transact.*, 1892).

Schiff. — *Arch. des sc. phys. et nat.*, 1885.

Sick und Sanger. — *Langenbeck's Arch. f. klin. Chir.*, Bd 54.

Sherrington. — Experiments in Examination of the peripheral Distribution of the Fibres of the posterior Roots of some

Spinal nerves (*Proceed. of the Royal Society London*, 1892).

Sherrington. — Notes on the arrangement of some Motor Fibres in the Lumbo-sacral Plexus (*Journ. of Phys.*, 1892, p. 708).

Sherrington. — *Philos. Transactions*, 1893.

Sherrington. — Demonstration of the cutaneous distribution of spinal nerves (*Journ. of Anat.*, 1896).

Thornburn. — A contribution to the Surgery of the spinal cord, 1889. — The sensory distribution of spinal nerves, 1893.

V. — OPÉRATIONS COMPLÉMENTAIRES.

Bayer. — *Prager med. Wochenschr.*, 1891, n° 35.

Delpech. — *Chir. clin. de Montpellier*, 1823, t. 1, p. 147.

Duval (V.). — Traité du pied bot, 1869.

Gibney. — *Acad. med. New-York*, 17 janv. 1890.

Kirmisson. — *Méd. contemp.*, 1889.

Kirmisson. — *Leçons clin. sur les mal. de l'app. locomoteur.* Paris, 1890, 34° leçon.

Kirmisson. — *Gaz. des hôp.*, 1891.

Kirmisson. — *Bull. médical*, 1891.

Monod (F.). — Traitement chirurgical du pied bot varus équin congénital chez l'enfant. Thèse de Paris, 1900.

Prioleau. — Allongement du tendon d'Achille par dédoublement et suture des deux bouts dans un cas de pied bot équin paralytique (*Arch. prov. de chir.*, octobre 1891).

Stromeyer. — *Arch. gén. de méd.*, t. IV, p. 103.

Walsham. — *British med. Journ.*, 14 juin 1884.

Walsham. — *Lancet*, 19 mai 1888.

Willett. — Remarks upon resection of the tendon achillis in paralytic talipes, with an account of a new method of performens this operation (*Saint-Bartholomew's Hosp. Reports*, 1880).

VI. — ÉLECTRO-DIAGNOSTIC. — ÉLECTROTHÉRAPIE.

Defontaine. — *Soc. de chir.*, 1889, p. 453.

arewsky. — *Deutsche med. Wochenschr.*, 1890, n° 1.

Karewsky. — *Comm. au Congrès de Berlin*, 1890.

3663-02. — Corbeil. Imprimerie Éd. Crété.

CORBEIL. — IMPRIMERIE ÉD. CRÉTÉ

www.ingramcontent.com/pod-product-compliance
Ingram Content Group UK Ltd.
Pitfield, Milton Keynes, MK11 3LW, UK
UKHW022030170726
13837UKWH00001B/499